本书获得广州市科学技术协会、广州市南山自然科学学术交流基金会、广州市合力科普基金会资助出版。

胃肠健康那些事

主　编　马晋平

副主编　杨　杰　杨光谱

编　者（按姓氏笔画排序）

马晋平　王颖钏　杨　杰　杨光谱

张天豪　聂咏梅　徐铭泽

人民卫生出版社

图书在版编目（CIP）数据

胃肠健康那些事 / 马晋平主编. — 北京：人民卫生出版社，2019

ISBN 978-7-117-29712-7

Ⅰ.①胃…　Ⅱ.①马…　Ⅲ.①胃肠病－防治　Ⅳ.①R57

中国版本图书馆 CIP 数据核字（2020）第 019785 号

人卫智网	**www.ipmph.com**	医学教育、学术、考试、健康，购书智慧智能综合服务平台
人卫官网	**www.pmph.com**	人卫官方资讯发布平台

胃肠健康那些事

主　　编：马晋平
出版发行：人民卫生出版社（中继线 010-59780011）
地　　址：北京市朝阳区潘家园南里 19 号
邮　　编：100021
E - mail：pmph @ pmph.com
购书热线：010-59787592　010-59787584　010-65264830
印　　刷：北京铭成印刷有限公司
经　　销：新华书店
开　　本：710×1000　1/16　印张：12
字　　数：144 千字
版　　次：2019 年 12 月第 1 版　2022 年 3 月第 1 版第 4 次印刷
标准书号：ISBN 978-7-117-29712-7
定　　价：58.00 元
打击盗版举报电话：010-59787491　E-mail：WQ @ pmph.com
质量问题联系电话：010-59787234　E-mail：zhiliang @ pmph.com

前言

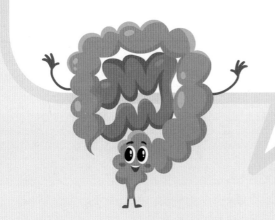

　　过去人们为温饱发愁，现在人们食物丰富多样，为吃什么发愁，随着经济发展，中国人的饮食结构不断在改变，胃肠道疾病的发病特点也随之改变，在当今社会怎样吃得更健康是一门学问。

　　想要有健康的身体，良好的饮食、科学锻炼、健康的观念都是少不了的，本书从"吃"的角度出发，带领读者初步认识人体的消化系统，讲解肚子里的乾坤，解析常见消化系统疾病的来龙去脉以及如何防治消化系统常见肿瘤。

马晋平

2019 年 11 月 30 日

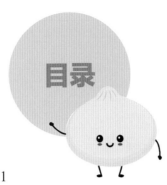

目录

肠内乾坤大

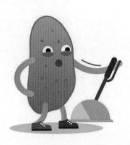

肝胆如何相照

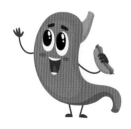

食物和健康

盘点常见消化系统肿瘤

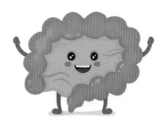

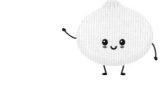

一个包子的消化之旅

消化系统的各个器官都有自己的角色，胃肠爱闹腾，肝胆两相照，我们借助一个包子被消化的经历认识一下我们既熟悉又陌生的消化系统。

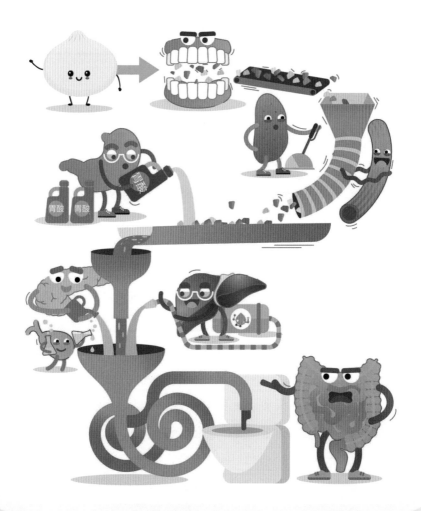

　　在包子还没进入我们嘴里之前，它的香味就已经开始调动消化系统了，唾液腺开始分泌口水。一旦包子入口，嘴巴嚼上两口就急迫地把它咽下去，食管通过卖力地蠕动，将这一大口包子传送至胃。包子在胃里挤压、逗留 3 ~ 4 个小时，在变成米糊一样的食糜后，胃终于"松口"了，将这一滩"包子泥"统统推给小肠。刚进入小肠，早已准备好的胆汁和胰液马上与食糜混合，要不了多久，"包子泥"就要化成"包子浆"了。

　　在小肠中，包子的皮被淀粉酶分解成葡萄糖，包子的馅被蛋白酶分解成氨基酸或多肽，油脂被脂肪酶分解成脂肪酸，这些葡萄糖、氨基酸、脂肪酸都已经是可以被人体吸收的营养物质了。它们在小肠的蠕动下均匀地铺散在无数细小的小肠绒毛表面，在这里糖、氨基酸、脂肪都被吸收进入血管，运到肝脏，进行统一处理、统一分配。剩下的残渣则被运输至大肠，在肠道细菌的发酵与大肠的揉搓下，水分被吸收，逐渐变成成形的便便存储在乙状结肠中，直到我们去卫生间时，它们通过直肠、肛门被排出体外。

　　前面的咀嚼和胃蠕动可以理解为物理消化，主要是通过机械摩擦来粉碎食物，增加食物与消化液的接触面积，为后面的化学消化做好准备。经过物理消化后，就进入了消化的关键步骤——化学消化，在这个环节分解食物靠的是各种消化酶，主要包括胰液和胆汁。胰液有淀粉酶、蛋白酶和脂肪酶，能将食糜分解为可吸收的分子，胆汁则起到溶解脂肪、辅助消化的重要作用。虽然口水中的淀粉酶、胃液中的蛋白酶也能起到一定的消化作用，但小肠仍然是最主要的食物分解、吸收场所。最终，消化吸收的营养物质被运回到肝脏，肝脏是人体"集散、调度、加工、分配的中心"，这里的"油水"最多，所以这么看来，得个脂肪肝也不是什么奇怪的事了。

　　一个包子从进入口腔到排出体外，消化系统的各大"关键人物"悉数亮相，后文我们会对它们进行详细的介绍。

胃，你还好吗

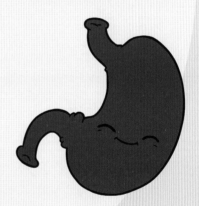

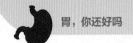

重新认识你的胃

一个会研磨的皮囊

吃过猪肚的人应该知道，胃是由一层层的肌肉组成的，有一个进口，一个出口。胃的功能说起来挺简单，主要是容纳和研磨食物。食物进入胃内，胃能不断收缩和蠕动，通过反复研磨、搅拌，将食物与胃液均匀混合。

除了容纳和研磨食物外，胃还能分泌胃液，其主要成分是盐酸和胃蛋白酶原。盐酸不仅参与食物的消化，还能杀灭绝大多数食物中的细菌；胃蛋白酶原能对蛋白类食物进行初步消化。此外，胃还参与维生素 B_{12} 的吸收，维生素 B_{12} 能够促进红细胞的发育和成熟，严重的萎缩性胃炎或者切掉太多胃的人会存在维生素 B_{12} 吸收障碍，有可能出现贫血。

胃可以切多少

相比其他内脏，胃的必要性似乎不是那么大，因为胃可以被切掉 1/3、1/2，甚至全部切除。胃切除后，研磨和存储能力是降低了，但是对于营养的吸收其实并未受到影响，这是因为营养吸收的主要部位在小肠。说白了，胃就是个有研磨功能的容器，如果我们调整饮食习惯，吃得精细一点，嚼得碎一点，每次吃少一点，就算胃被切除了，机体还是可以完成对食物的消化和吸收。

对于严重肥胖的患者来说，医生可以通过手术把他们的胃缩小。因为胃变小了，所以每次只要吃不多的食物，就会感觉到饱，以此通过控制食物摄入来达到减肥的目的，虽然有点简单粗暴，但是对于那些因肥胖而对健康产生严重影响，甚至会有生命危险的肥胖人士，不失为一种选择，当然，需要医生通过专业的评估来确定手术对象。

胃为什么没有消化掉自己

很多人会有这样一个疑问，既然胃液是一种强大的消化液，可以分解蛋白质，而胃本身也主要是由蛋白质构成的，那为什么胃能把食物消化了却不会消化自身呢？

其实，胃在消化食物的同时又能保护自己，靠的是一层"保护衣"。正常情况下，胃除了分泌盐酸和胃蛋白酶原外，还会分泌黏液和碳酸氢盐，它们将胃黏膜与胃液隔离开，保证胃液不直接接触胃黏膜，就像给胃套上了一层"保护衣"，是胃抵御各种有害刺激的天然屏障。但这个"保护衣"偶尔也会出现漏洞，导致局部的组织被侵蚀，形成溃疡，从而引发疼痛等问题。

胃的"损友"——幽门螺杆菌

现在，幽门螺杆菌可谓是一个知名度很高的名词了，它被认为是胃病的罪魁祸首。那幽门螺杆菌是如何导致胃病的呢？让我们从幽门螺杆菌的"品行"说起。

幽门螺杆菌的独门绝技

胃的功能之一是分泌胃液，胃液的 pH 为 0.9～1.5，这种条件下绝大多数细菌无法存活。因此，一开始人们认为胃内是没有细菌的。

1983 年澳大利亚的两位科学家马歇尔和沃伦发现胃内存在一种特

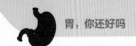

殊的细菌，当时科学家们还不是很确信它们的存在，但怀疑它们与胃病有关，马歇尔还亲自喝下细菌培养液体验胃病的感觉。随着研究的深入，目前已经证实胃内确实存在着一种细菌——幽门螺杆菌，并且明确幽门螺杆菌与胃溃疡、慢性胃炎、胃癌有着密不可分的关系。这两位澳大利亚

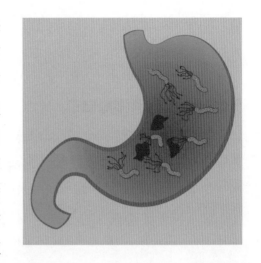

科学家还因为发现和研究幽门螺杆菌而获得了 2005 年的诺贝尔生理学或医学奖。

绝大多数细菌在经过胃酸的化学攻击后都"阵亡"了，幽门螺杆菌之所以能在胃黏膜中繁衍生息，是因为它们有独门绝技——中和胃酸。幽门螺杆菌的一个很重要的特征是能够产生大量的尿素酶，尿素酶能水解尿素，生成氨和二氧化碳，氨能在幽门螺杆菌周围形成一层保护性"氨云"，中和胃酸，使局部的 pH 升高，"氨云"就如同武侠小说中的"金钟罩""铁布衫"一样，"氨云"之中的细菌便能定植于胃黏膜，繁衍生息。

不仅如此，在幽门螺杆菌定植于胃黏膜后，它们还会"搞破坏"以利于长期生存。幽门螺杆菌能分泌空泡毒素，使得胃黏膜上皮细胞坏死、凋亡，日积月累导致胃黏膜萎缩。胃黏膜萎缩了，局部的胃液分泌减少了，更适合幽门螺杆菌生存，所以幽门螺杆菌感染是萎缩性胃炎的病因之一。另外，如果局部的胃黏膜受损特别严重，之前提到的胃的"保护衣"也会在这个部位产生一个"破洞"，这个部位的组织失去了保护，就会直接暴露在胃液中，后续可能发展为溃疡。

如果胃黏膜天天被如此伤害，就会加速细胞的增生，这种增生如果发生在有毒素或致癌物的环境中，就有可能发生基因突变。胃癌细胞就是在这种无数次修复、增生中突变而来的，所以说，导致胃癌是幽门螺杆菌的又一项罪名。

我们是如何感染幽门螺杆菌的

与消化系统大部分疾病一样，幽门螺杆菌也主要经口腔进入人体，这种细菌常存在于带菌者的牙垢与唾液中，通过共同进食感染。其实很多人的幽门螺杆菌都是在儿童时期感染的，感染源多是家庭中的长辈。中国的饮食习惯是围餐，常共用餐具、食物的行为为幽门螺杆菌的感染创造了天然条件，这也是幽门螺杆菌感染通常都是以家庭和家族为单位的原因，而有分餐制饮食习惯的地区幽门螺杆菌感染率相对较低。

感染了幽门螺杆菌一定会发病吗

流行病学研究表明，幽门螺杆菌感染了世界范围内一半以上的人口，在亚洲地区幽门螺杆菌的感染率高达 60%～70%，但胃病的发生率远没有那么高，因此感染了幽门螺杆菌不一定发病；反过来也是，得了胃病也不全是幽门螺杆菌的错，它们可能只是始作俑者。胃病虽然与幽门螺杆菌密切相关，但不能简单画等号。如果把幽门螺杆菌比喻为"坏人"，不是所有人和坏人玩都会被带坏，遗传因素、生理状态、易感性、菌株的差异等特定的条件使得幽门螺杆菌更容易在一部分人体内"兴风作浪"，因此疾病只发生在部分人群。

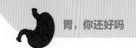

幽门螺杆菌与胃癌

感染幽门螺杆菌会导致胃癌这点是明确的，但不是全面的。早在1994年，世界卫生组织就把幽门螺杆菌归为1类致癌物，证据确凿。幽门螺杆菌本身可产生促癌毒性产物，感染后可引起胃黏膜慢性炎症，加上环境致病因素加速黏膜上皮细胞的过度增殖，有可能致癌。

感染幽门螺杆菌和发生胃癌，两者有相关性，但并非一定是因果关系。胃癌往往是多因素共同作用引起的，是否发生、什么时候发生，很多时候还与个体因素、环境因素、是否干预等密切相关。下面的数据就能让您清楚地理解这个道理，我国居民幽门螺杆菌阳性率将近60%～70%，而胃癌的发生率却比这个数据低很多。

如何治疗幽门螺杆菌感染

什么情况下需要治疗：很多人本身并没有症状，只是在体检中发现自己感染了幽门螺杆菌，因为总是听说它会导致胃病和胃癌，自此之后就忧心忡忡。

我国居民幽门螺杆菌的感染率在50%以上，显然不是所有人都必须去治疗以降低患癌风险。绝大部分人感染后不产生症状，或者不产生明显的"破坏"，幽门螺杆菌只是长期潜伏，伺机而动，是否发病或产生危害与个体因素有很大关系。

既然不是所有人都会发病，是不是有些情况不需要治疗，究竟哪些情况才需要治疗？

感染幽门螺杆菌后的转归，不同人之间差异很大，是否需要治疗主要依据是否有胃癌家族史、胃黏膜病变情况（萎缩、糜烂、肠化、溃疡等）、有无症状、有无心理负担等因素。

如果发现幽门螺杆菌阳性，推荐以下人群进行根除治疗。

★具有胃癌高危因素的人群，如胃癌家族史。

★胃溃疡、十二指肠溃疡、胃黏膜病变严重（如糜烂、肠化等）。

★消化不良（如影响正常生活的反酸、嗳气等症状）。

★需要长期服用抑酸药（如奥美拉唑）。

★需要长期服用非甾体抗炎药（如阿司匹林、布洛芬等）。

★残胃（胃切除术后）、胃 MALT 淋巴瘤（一种特殊类型的胃淋巴瘤）。

★心理负担大。

不在上述范围内的人即便查出幽门螺杆菌阳性，也不意味着一定要根除，更不意味着将来一定会得胃癌。可以这么想，如果幽门螺杆菌能够和我们和平共处，那么我们就不必将它赶尽杀绝，只需记得按时去做个胃镜检查一下这些"小家伙"是否对你的胃造成损伤就好了。没有明显异常、慢性浅表性胃炎、一般萎缩性胃炎，建议每 3 ~ 5 年复查 1 次；伴不完全性结肠化生或轻度不典型增生，建议每年复查 1 次；伴中度不典型增生，建议每 3 个月复查 1 次。

如何治疗：幽门螺杆菌感染主要依靠药物治疗。因为多数抗生素在胃内酸性环境中活性会降低，幽门螺杆菌不易根除，所以单用抗生素是不够的，得用"组合拳"。临床上最常用的组合方法是两种抗生素＋抑制胃酸分泌的药（某某拉唑）或两种抗生素＋铋剂（果胶铋）联合应用根治幽门螺杆菌，称为三联疗法或四联疗法。

一般来说，用药几天后多数胃部症状便可缓解，但需要坚持用药治疗 2 周才能将幽门螺杆菌彻底清除。对于绝大多数人来说，采用此方法根治幽门螺杆菌的效果很理想，但由于目前存在抗生素滥用的情况，所以幽门螺杆菌耐药情况也较为常见，因此治疗后 1 个月需要复查幽门螺杆菌是否已被彻底清除。如果您想根治幽门螺杆菌，建议您

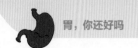

和家人一起检查、治疗，这样才不容易互相感染。

如何预防幽门螺杆菌感染

对于幽门螺杆菌这种能让人群普遍感染的细菌，只有自己预防显然不够，全家都要行动起来。碗筷消毒、分餐、注意口腔卫生、定期换牙刷，这些都是预防幽门螺杆菌感染的关键措施。父母与儿童的餐具应分开使用，更要摒弃用嘴对嘴的方式给婴幼儿喂食或将咀嚼后的食物给孩子吃的习惯，如果父母感染了幽门螺杆菌，这种方式无异于把幽门螺杆菌直接传给孩子。

在外就餐，若餐具循环利用且没有进行及时、有效的消毒也可能会导致幽门螺杆菌的传播，所以一定要注意餐具的卫生情况。

根治后的患者一样要注意预防再次感染，主要是预防日常亲密接触导致的再次感染，因此全家人一同治疗是避免相互感染、再次感染的关键。

"门"关不紧导致反酸、烧心

相信很多人都有过类似的经历，吃完饭或者躺下休息后感觉口里泛酸水，胸口后面热热的。

反酸、烧心是消化科最常见的症状之一，据统计发生率可达10%。大多数反酸、烧心都是由胃食管反流病引起的，少数由消化不良引起。据推测，我国有近1亿人患有胃食管反流病。

胃食管反流是怎么回事

胃食管反流简单来说就是胃液（甚至食物）从胃往回倒流到了食

管或食管外，偶尔发生一两次可以理解，属正常的生理现象，但如果反复发生就是一种疾病了。

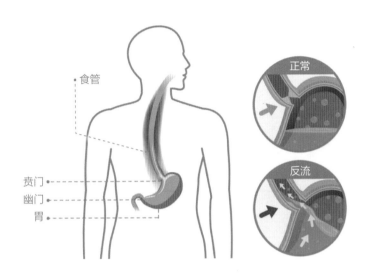

胃有两个开口，进食物的叫贲门（与食管相连），出食物的叫幽门（与小肠相连）。位于上部的贲门具有"自动感应功能"，吞咽的时候会自动打开让食物进入胃中，不吞咽的时候会自动关闭，这样胃液或胃中的食物才不会随随便便地流到食管中去。

但这个"门"偶尔也会出些小毛病，最常见的就是关不紧，就像门没关紧漏风一样，胃液甚至食物就会沿着这个没关紧的"门"流到食管，甚至口腔或气管中去。

一旦胃液进入食管，就会引起各种各样的问题。我们的胃能耐酸性胃液的腐蚀，但食管可不行。胃液腐蚀食管，会产生病理损伤，进而可能出现如下症状。

反酸：胃液或内容物反流到咽部或口腔，口腔感觉到酸味，也被称为反流。与剧烈的呕吐不同，反酸或反流一般较少出现恶心的症

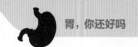

状，胃液一般是悄悄地倒流至口腔中。症状轻微时可仅表现为醒来时口内有酸味、臭味或苦辣感。

烧心：不同人描述位置有所不同，有的人感觉在胃部，有的人感觉在食管，还有的人感觉消化不良或上腹不适。

胸痛：食管从喉咙到胃的走行紧贴胸骨后和心脏，因此食管受到胃液刺激会产生沿着食管走行范围的疼痛，常称为胸骨后疼痛。这种胸骨后疼痛会让不少人联想到冠心病引起的胸痛，此时最好做心电图进行鉴别。如果是心脏问题引起的胸痛，在心电图上会有特异性的表现；如果是反流问题引起的胸痛，吃抑酸药就能缓解。

声音嘶哑、慢性咽炎、咽部不适：胃液继续向上，刺激咽喉会导致咽喉炎。不少慢性胃炎的患者在治疗胃病的同时咽喉炎也好了，说明咽喉炎本身可能就是胃液反流导致的。

咳嗽、哮喘、肺炎：咽喉是气管和食管的分界，咽连食管，喉接气管，二者有精巧的构造和保护机制来保证食物不进入气管，但在老年人这种保护机制有时会失灵，如果有胃食管反流，胃液可能就会经咽喉进入气管。

别小看这种反流，水到气管里都会引起剧烈呛咳，更不用说是酸性这么强的胃液了，胃液反流至气管是一件后果严重的事情，轻者引起剧烈咳嗽，重者可诱发哮喘、气道痉挛威胁生命，还可能对肺造成炎症损伤，继发肺炎、肺部感染。

如何自我判断胃食管反流

可以通过下面四个问题进行简单的自我判断。

1. 是否常有起源于胃向上传导的不适？

2. 这种不适是否常伴有胸骨后的灼热感？

3. 抑酸药能否有助于缓解症状？

注：如 H_2 受体拮抗剂（某某替丁）或质子泵抑制剂（某某拉唑）。

4. 过去一周是否有四天上述症状发作？

如果对四个问题的答案都是"是"的话，那么就有 85% 的可能是患有胃食管反流，建议您就诊内科或消化内科。一般医生经过初步检查后会开一些抑酸药，如果吃了有效，那就更有可能是这个毛病了。当然，如果年龄偏大，医生可能会建议您先做个心电图及胃镜排除一下其他问题。

胃食管反流应该如何治疗

治疗目标：胃食管反流的治疗目标是治愈食管炎，消除症状，防治并发症，提高生活治疗，预防复发，关键在于阻止反流的发生和减少胃酸的分泌。

虽然大多数人在医生的帮助下反酸、烧心的症状可以缓解或完全消失，但客观事实告诉我们，胃食管反流属于慢性复发性疾病，目前国内外尚无任何一种方法可以完全治愈该病，使其不再复发。我们应该理性地看待这种疾病，改变"一劳永逸"的想法。因此做好生活习惯、饮食习惯的调整是非常重要的。

治疗方法

1. 改变生活方式：前面说到反流的发生是因为胃和食管连接的"门"失灵了，该关闭的时候老是留个缝，这样胃酸就特别容易流出来。既然"门"关不紧，那就要想办法尽量减少胃酸"乱跑"的机会。因此改善反流可以从降低胃腔或腹腔压力、保持食管直立等方面做起，能让胃酸反流加重或复发的生活习惯都应该避免。具体说来有以下几种方法。

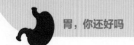

★**吃饭要讲究：**不宜过饱，少食多餐，每餐适当减少进食量。因为饱食易出现食管下部括约肌被撑得松弛。此外，睡前2小时不宜进食，避免餐后立即卧床，道理很简单，躺平了的时候胃和口腔处于同一水平，这样胃液更容易流出来。

某些特定的食物会使胃和食管之间的"门"松弛，因此要避免食用。容易导致反流的食物包括：烟、酒、脂肪、甜点、巧克力、咖啡等。当然，这些能够加重反流的食物并没有严格的判断标准，如果您吃了某种食物觉得诱发或加重了反流症状，应该记录下来并尽量避免再次食用。

★**穿衣要讲究：**避免穿紧身衣裤，腰带别系太紧，因为这样会使腹内压力增加，容易诱发或加重反流。

★**睡觉要讲究：**就寝时单纯把枕头垫高是不能有效缓解反流的，正确的做法是将床头整体抬高10~15cm，使上半身抬起，保持仰卧时食管倾斜，这是物理抗反流。另外，左侧卧位使得贲门开口斜向上，也有助于减少反流次数、减轻反流症状。

★**保持身材：**肥胖导致腹内压增高，容易发生反流，因此保持一个好身材是关键。

★**降低腹压：**腹压升高会加重反流，例如用力咳嗽或便秘时用力会诱发反流。因此如果有慢性咳嗽、便秘也应积极治疗，减少因腹压增加而诱发反流的机会。餐后避免弯腰、端重物，以免增加腹压诱发反流。

2. 药物治疗：药物治疗胃食管反流效果良好，常用的药物主要分为以下三类。

★**抑制胃酸分泌的药物：**主要有质子泵抑制剂（某某拉唑）和 H_2 受体拮抗剂（某某替丁）。质子泵抑制剂比较常用，效果更确切、作用更强，能持久抑制基础和刺激后的胃酸分泌。因此治疗胃食管反流首先推荐使用质子泵抑制剂，常用的有埃索美拉唑、雷贝拉唑、兰索拉唑、奥美拉唑等。

★**中和胃酸的药物**：如铝碳酸镁咀嚼片，可起到黏膜保护作用，促进食管炎或溃疡的愈合。这类药物往往作用时间短暂，只能临时控制症状。

★**促进胃肠动力的药物**：如多潘立酮等，能促进胃排空，降低胃腔内压力，减少反流的发生。但多潘立酮因为适应证问题和心脏病风险被警告需慎用。因此，不推荐在没有医嘱的情况下自行服用多潘立酮。

3. **手术治疗**：如果胃食管反流很顽固，经过上述治疗无效，且严重影响患者的生活质量，这时要考虑胃食管结合部有没有结构或器质性问题的可能性（例如合并食管裂孔疝）。外科医生认为，既然是"门"关不紧，那就需要动手术来修一修这个"门"，目前主流方法是腹腔镜下胃底折叠术或食管裂孔疝修补术。

胃痛背后的故事

几乎每个人都经历过胃痛，说来也不奇怪，胃每天都要接受我们吃进肚子里的各种食物，虽说酸甜苦辣都是营养，但是有冰的、有烫的、有酸的、有辣的，处理这些食物要承受不小的压力。引起胃痛的原因很多，有的是胃本身的问题，有的是其他部位的疾病但是以胃痛的形式表现出来，下面我们就来详细说说。

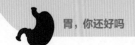

胃本身问题导致的胃痛

痉挛： 吃了冰凉的、刺激性食物，引发胃肠痉挛，有可能导致胃痛。

炎症： 不正确的服用阿司匹林或者急性胃炎发作，有可能导致胃痛。

糜烂： 大量白酒直接损伤胃黏膜，引起胃黏膜糜烂，有可能导致胃痛。

萎缩： 胃黏膜萎缩，消化能力减弱，吃饭后容易出现胃痛。

溃疡： 感染幽门螺杆菌，有可能引起胃黏膜损伤，消化能力减弱，吃饭后容易出现胃痛。

癌变： 胃部肿瘤如果侵犯了神经，有可能导致胃痛。

其他内脏问题导致的"胃痛"

上述问题有可能引发胃痛，但胃痛不一定就是上述原因导致的。首先，我们只是感觉到胃区疼痛，但对于疼痛部位在哪里是个人主观判断，不能准确定位病变的部位。和皮肤哪里受伤哪里痛不同，内脏的疼痛很难准确定位，比如阑尾炎、肝硬化、胰腺癌等本身不是胃的问题，也会产生胃痛的症状。

阑尾炎： 一半以上的阑尾炎患者发病早期都表现为"胃痛"、肚子痛，待发病几小时后疼痛才慢慢集中在右下腹，医学上称为转移性右下腹痛。

肝硬化： 以门脉高压性胃病为代表，肝硬化后，食管、胃底及整个消化系统的静脉回流入肝受阻变缓，表现为胃肠道淤血，继而出现胃痛、食欲差等胃肠道不适的症状。

胰腺癌： 胰腺位于胃后方，深在腹部，周围布满神经丛、淋巴结，胰腺癌又特别容易侵犯神经，引起疼痛。胰腺癌之所以难以早期诊断，是因为它的早期表现和胃病很相似，临床上胰腺癌在确诊之前很多人自我感觉是胃痛。

胆囊结石、胆囊炎：胆囊位于右上腹，与胃窦部相邻，胆囊结石、胆囊炎发作常表现为上腹疼痛，患者诊断明确前常常以"胃痛"描述。

肠痉挛：内脏疼痛定位不准确，肠子占据整个腹腔，痉挛起来常常痛得让人分不清究竟是胃痛还是肠绞痛。

心脏病：冠心病导致的心肌缺血、心肌梗死会产生剧烈疼痛，典型的疼痛位置在胸口，但疼痛范围可从口腔到腹部，因此上至口腔、下至腹腔的疼痛都要警惕冠心病的可能。

动脉疾病：主动脉从心脏发出，经胸腔至盆腔，如果发生撕裂或动脉瘤会引发剧烈疼痛。疼痛部位与病变部位往往一致，上腹部剧烈疼痛不能排除动脉撕裂、动脉瘤、动脉栓塞的可能。

情绪问题导致的胃痛

很多人在情绪焦虑或者精神压力大时常伴有胃痛发作。人长时间处于工作压力、心理负担过大的状态，对胃也会产生很大的影响。精神压力过大导致自主神经紊乱，进而导致胃液分泌失调、胃黏膜血供减少等，轻者表现为胃痛、胃口差，严重者可导致胃溃疡。

胃痛常见，却没那么简单，医生从来不建议"胃痛了先去药店买点胃药来吃"这种做法，万一疼痛是由心肌梗死、动脉撕裂这种随时可能致人死亡的疾病所致，或者是由胃癌、胰腺癌等恶性肿瘤引发，上述草率的做法都会让人追悔莫及。看似简单一个胃痛都这么复杂，同样道理，如果遇上原因不明的腹痛也不要擅自做主，

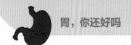

明智的选择是及时就医。

胃因何而萎缩

在我国慢性萎缩性胃炎是发病率很高的一类疾病，发病与年龄、幽门螺杆菌、吸烟、酗酒、急性胃炎迁延等因素有关，做胃镜约有13.8%的人检出萎缩性胃炎。

萎缩性胃炎是慢性、进行性病变，一般从各种急慢性胃炎发展而来，也可以从最普通的浅表性胃炎发展而来。目前认为，萎缩性胃炎的发生与多种因素有关，可以看作是各种因素引起胃黏膜病变后较为一致的结局。胃镜下看，胃黏膜颜色变浅、变薄、血管显露，胃酸分泌减少，所以该类患者会有消化功能减弱，胃蠕动功能失调等症状。

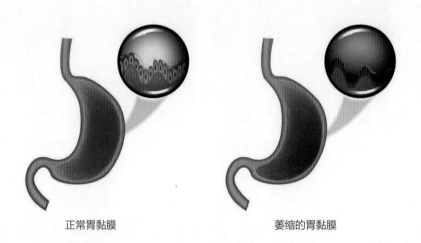

正常胃黏膜　　　　　　　　　　　萎缩的胃黏膜

胃黏膜为什么会萎缩

幽门螺杆菌感染：上文提到，幽门螺杆菌是一种定植于胃黏膜的细菌，除了可能造成急性溃疡、出血等症状外，还有可能导致慢性胃黏膜损害，长此以往胃黏膜会出现萎缩、肠上皮化生、异型增生，甚至癌变。

年龄增长：萎缩性胃炎的发生与年龄呈显著正相关，萎缩性胃炎的发病率随着年龄增长而升高。这不难理解，年龄越大，胃黏膜的自我修复能力越差，容易受外界不利因素的影响而造成损伤。加上人的年龄越大，胃遭受的各种"磨难"也越多，汽车轮胎用久了还会磨损呢，人的胃亦是如此。

不健康的生活习惯：不健康的生活习惯会导致胃的损伤，胃被磨损、消耗得越厉害，就越容易出现萎缩。严重吸烟者萎缩性胃炎的发生率明显升高。研究发现，每天吸烟20支以上的人，约40%发生胃黏膜炎症。嗜酒者早期虽然只是浅表性胃炎，但若酗酒行为长期持续，那么浅表性胃炎可发展为慢性萎缩性胃炎。

萎缩性胃炎的治疗

停止伤胃的行为：萎缩性胃炎患者，不论其病因如何，都应停止伤胃的行为，保护好已经变薄的胃黏膜，杜绝烟、酒、高盐、浓茶等常见易"伤胃"的食物或行为。避免或调整使用损害胃黏膜的药物，如阿司匹林、吲哚美辛、激素等。按时进餐，不暴饮暴食，不吃过冷或过热的食物，不用或少用刺激性调味品，例如辛辣的调料。

抗幽门螺杆菌治疗：患慢性萎缩性胃炎时，幽门螺杆菌检出阳性率很高。根治幽门螺杆菌感染对改善慢性萎缩性胃炎的症状有一定效果。

发现了萎缩性胃炎，越早治疗效果越好，千万不要继续原先"伤胃"的生活习惯，非要等到出现了肠上皮化生和不典型增生才后悔。

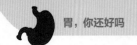

要知道，轻度、中度萎缩性胃炎经治疗多数还是可逆的，而重度萎缩性胃炎可逆性很小。

得了萎缩性胃炎需要注意什么

对于萎缩性胃炎患者，要定期找医生复查，看看疾病是往好的方向发展了，还是没有进展，或者变得更加严重了。当然，这里的复查并不仅是患者和医生的口头沟通，还需要借助胃镜检查以便更准确的判断病情的变化，只有通过定期复查，医生才能及时发现问题、及时处理。

萎缩性胃炎会癌变吗

张先生今年刚刚 50 岁，自从在今年体检中被诊断为慢性萎缩性胃炎，就常常愁眉不展、忧心忡忡，因为他听说慢性萎缩性胃炎早晚会转成胃癌。

很多人都有萎缩性胃炎，自己不知道的时候本来没什么症状，但诊断一旦确立，在还没有真正明白萎缩性胃炎该注意什么时，反而出现了这样那样的症状。听着身边朋友的各种说法，看着网络上的文章，一不小心就会把自己吓到。

事实上，萎缩性胃炎确实有癌变的概率，但只有很小一部分萎缩性胃炎最终会发展为胃癌，而这也不是一朝一夕的事，而且完全可以通过定期检查来预防。从萎缩性胃炎到胃癌要经历：萎缩性胃炎—肠上皮化生—不典型增生—原位癌—侵袭—转移等多个过程。在这个过程中如果进行有效干预、合理治疗，很大一部分患者的病情可以得到控制甚至逆转。因此即便被确诊为萎缩性胃炎，也没必要过度恐慌，及时就医，听从专业建议才是正确的处理方式。

专家提醒 不应该简单地认为萎缩性胃炎是一定会发展成胃癌的癌前病变。癌变风险大小主要看是否出现不典型增生及其程度。对萎缩性胃炎伴有不完全性结肠化生和不典型增生者要给予充分重视，并要定期随访；对完全性小肠化，因其无重要临床意义，故无须紧张。

对于萎缩性胃炎，定期检查才是理性的做法。只要坚持规范治疗与定期复查，萎缩性胃炎发展成胃癌的概率非常低。为了监测病变的动态变化，要定期复查胃镜，预防癌前疾病的进展。具体随访时间应该视个体因素和治疗情况等决定。

建议复查的时间：一般萎缩性胃炎，每3～5年复查1次；伴不完全性结肠化生或轻度不典型增生，每年复查1次；伴中度不典型增生，每3个月复查1次。如果是重度不典型增生，应按癌变对待，可予内镜下完整切除或手术切除。

总之，萎缩性胃炎不是洪水猛兽，应该相信科学、积极面对，遵医嘱进行规范治疗、按时复查。

胃病养得好吗

老王是个"老胃病"，受胃病"三分治七分养"观念的影响，他还是个养生达人，热衷于收看各种养生节目，平时吃东西很讲究，不仅注意多喝粥，还会格外留心各种养胃食物，可这个胃老是不争气，时

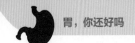

不时地疼、不舒服。

喝粥并不能养胃

　　"喝粥养胃"这一观念在我国可谓深入人心，似乎大家多多少少都认同这个观点。由于胃口差，很多人会选择在胃不舒服的时候喝粥，甚至还有长期喝粥来治疗胃病的。然而，"喝粥养胃"并不适合所有的人。从食物消化的角度来看，粥对于"胃不好"的人来说，并不能起什么神奇的治疗效果，胃的主要功能是存储和研磨食物，粥通常都已经煮得很烂了，与被胃消化后的食糜性状相似，胃不需要再对其进行研磨、消化，可以直接送入小肠进行吸收。如果从给胃减轻负担的角度来说，喝粥确实有一些帮助，但如果说粥里面有什么营养成分能直接滋养胃则是牵强的，因此"喝粥养胃"的说法不是那么正确。

　　"喝粥养胃"并不适合所有人，尤其对于容易反酸、烧心的胃病患者来说，喝粥反而有"雪上加霜"的嫌疑。粥是流质，容易导致反流，加重胃食管反流。对反流的患者，不太建议进食过多流质食物，而应该进食半流质或固体食物，以减少反流的发生。

胃病不能只靠养

　　试图通过喝粥来治疗胃病并不是一个明智的选择，粥养胃的作用有限，并不能直接治疗胃病或根除导致胃病的元凶。举一个简单的例子：很多胃部的不适是由于感染幽门螺杆菌导致的，如果喝粥能根治幽门螺杆菌感染，那医生也就不会采用三联或者四联疗法来治疗幽门螺杆菌感染了。

　　"喝粥养胃"只是口口相传的说法而已，不可过于依赖或相信其治疗作用。其他坊间所谓"补胃"的食材或药材也是一样的，不用过于迷信。关于"养胃"并没有那么多的讲究，胃有自我修复能力，我们只需要停止伤害，去除病因，给胃一个良好的修复环境，它便能逐渐修复。如果一边不顾幽门螺杆菌感染的持续伤害，一边却费尽心思去寻找"补胃""养胃"的良方，那就是本末倒置了。

正规治疗是养胃的前提

胃病不能只靠养，平时我们常说的"胃病""胃不好"是一种很宽泛的概念。发生在胃部的疾病几乎都能引起胃痛、胃部不适的感觉，都可以叫"胃病"。但是这些所谓的"胃病"，轻的可以是慢性浅表性胃炎或功能性胃肠疾病等；严重的可以是胃溃疡、胃癌等；还有的甚至不是胃部的问题，只是症状表现在胃部而已。

胃部疾病靠养就能变好吗？显然不是，理性的做法是合理检查后再进行针对性治疗，明确胃病是由什么引起的，是胃溃疡还是慢性萎缩性胃炎，是幽门螺杆菌感染还是功能性胃肠病等，再根据具体情况进行对因治疗、对症治疗。如果检查提示只是比较轻的浅表性胃炎、功能性胃肠病、程度较轻的萎缩性胃炎等本身并不是很严重的情况，说明你平时对胃的保养不错。

如果发现有胃溃疡、十二指肠溃疡、胃黏膜糜烂、幽门螺杆菌感染伴严重萎缩性胃炎等情况则不是只靠养就能好转的，这些情况是有比较明确的病因，而且有比较好的治疗手段，要听医生的建议进行规范治疗。

关于胃的养护，专业医生给出的建议是别伤害胃，养胃不是为了把胃养成"铜墙铁壁"，好让我们能随心所欲、暴饮暴食，而是使胃处于正常状态，能吃能喝，不产生症状。

不要在所谓养生大法、养胃秘方里陷得太深，胃病本身就是个很

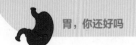

宽泛的概念，有时该治就要治，治好了才去养。养胃本身并没有什么秘法、特效药。

"三分治七分养"的科学解读

三分治

1. 对因治疗：如果有十二指肠溃疡，且证实是由幽门螺杆菌感染引起的，就要针对幽门螺杆菌进行治疗，多数人经过正规治疗，其十二指肠溃疡能得到根治。

2. 对症治疗：如果经常出现反酸、烧心等胃食管反流症状，可以使用抑酸药、促进胃肠蠕动的药进行对症治疗。

3. 预防性治疗：如果胃镜检查发现有高级别上皮内瘤变，为了预防癌变，建议听从医生的建议进行胃镜下切除等治疗。

七分养

1. 戒烟酒：烟酒对于肠胃的刺激非常大。酒精能够直接损伤胃黏膜，导致广泛胃黏膜充血糜烂，甚至溃疡。吸烟不仅对肺不好，对胃也有很大影响，胃不好的朋友要注意，尼古丁进入血液影响胃黏膜血供，不利于胃黏膜的自我修复。此外，烟酒会诱发或加重胃溃疡、慢性胃炎。

2. 放宽心情：许多人在工作压力大、生活不顺心的时候会感觉胃不舒服。这是因为精神压力过大会导致自主神经紊乱，表现为胃液分泌失调、胃黏膜血供减少等。轻者表现为胃口不好，严重者可导致胃溃疡的发生。如果你是这样的人，想要胃病不找你麻烦，就一定要保持良好的心态。

3. 听胃的话：如果反复几次吃了、喝了某些特定食物后容易出现反酸、烧心或胃部不适的症状，例如有些人喝了浓茶或者咖啡后胃就会不舒服，就别再轻易尝试了，既然你的胃不喜欢，何苦让它难受。其他诸如按时吃饭、不要太饱、太饿，一日三餐定时定量，这些大家都能注意到。在门诊经常有人问："医生，有没有特别要注意的？"我总是建议他们不要迷信别人，自己建立一个档案，记录下自己日常的饮食，哪些吃了舒服，哪些吃了不舒服都记录下来，几个月下来就会形成自己的健康档案和饮食指南。

4. 讲卫生：讲卫生对于养胃来说主要指严防"病从口入"，预防幽门螺杆菌感染，包括吃饭用自己的餐具、饭前洗手等小细节。幽门螺杆菌是很多胃病的元凶，很多人虽然幽门螺杆菌阳性，而且没有不适症状，但即便如此，幽门螺杆菌还是潜伏在胃内的破坏分子，可能在某一时段引起症状或病变。中国没有分餐制的饮食习惯，不共用餐具是目前预防幽门螺杆菌感染的好办法。

5. 细嚼慢咽：口腔咀嚼其实是消化的第一步，食物经口腔充分咀嚼后才能在胃里更好地消化，大块食物团块不易消化，容易产生不适症状。有不少人因为牙口不好，导致吃饭时咀嚼不充分，最终加重胃的消化负担，这该去看看口腔科医生。还有个普遍观点就是喝粥养胃，虽然粥容易消化，但牙口好就没有必要专门为了"养胃"而喝粥，有反流症状的人不宜喝粥。

6. 注意药物的副作用：现在心脑血管疾病越来越多，很多人在服用阿司匹林类药物，这类药物很容易损伤胃黏膜，导致胃出血。针对这种情况，可以在内科医生指导下选择更适合的剂型，比如阿司匹林肠溶片，同时服用一些保护胃黏膜的药物来预防阿司匹林对胃的损伤。其他容易损伤胃黏膜的药物还有激素（如强的松、可的松等）、解热镇痛药（布洛芬、对乙酰氨基酚等），胃不好的人要注意这些药物的副作用，一定要遵医嘱服用。

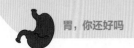

7. **及时就诊、定期检查**：很多时候，"胃不好"并不是那么简单，有时甚至问题并不是出在胃这里。消化系统的疾病有时从感受和症状上是很难区分的，隔着肚皮你也看不到。一个胃痛，背后的原因从功能性消化不良到胃癌都有可能，有经验的消化科医生也要通过检查来最终定性，所以不要随意自我下诊断，胃不舒服了还是要及时就医。当然，慢性萎缩性胃炎的患者也没必要整天担心自己的病会不会发展成胃癌，按时复查，做到心中有数，剩下的就交给医生吧。

三分治病，七分防病

如果有胃溃疡、十二指肠溃疡、胃黏膜糜烂、幽门螺杆菌感染伴严重的萎缩性胃炎等情况，不是靠养就能好转的，而是要听从医生的建议采用规范的治疗手段，等到病情好转后再去保养才有意义。上述情况如果不积极治疗，只靠保养是很难恢复的，千万不要本末倒置，延误病情。虽然治疗只占三分，但却是扭转病情的关键，保养无法代替治疗，只有科学对待"三分治，七分养"，才能保"胃"健康。

胃镜检查

胃不舒服去看病，在医生做出综合判断后，一般都会说："这个情况应该做个胃镜检查一下"。胃镜究竟有什么神奇之处，让消化科医生离不开它呢？

在消化科，很多疾病都会以"胃病"的面貌呈现出来，一方面是因为内脏的疼痛定位不是那么准确，比如胃本身没有问题，只是胆囊有炎症，表现可能和胃病差不多，比如有餐后疼痛和厌食症状；另一方面是因为导致胃痛的疾病多种多样，最常见的大多为胃肠道、肝、胆、胰腺等疾病，另外还有心血管疾病、妇科疾病、泌尿生殖器官疾病、铅中毒、糖尿病酮症酸中毒等以及神经官能性腹痛。所以，医生需要借助胃镜检查来确定患者的病因到底在不在胃。

为什么要做胃镜检查

消化系统疾病与体表病变不同，无法通过肉眼判断内脏器官的病变，胃镜就是检查和治疗胃部疾患的最优手段——医生可以在直视下观察胃肠道内细微的变化，如若发现异常还可以在内镜下进行活检、穿刺、切除等治疗。

胃镜可以明确诊断： 各种各样的胃炎都会导致胃痛，如果患者因为胃不舒服去看医生，即便医生推断患者得的是胃炎，但什么原因导致的胃炎、是什么类型的胃炎，医生也只能推测，没有确实证据。现代的医学在治疗上非常讲究证据，不同类型的胃炎治疗方案可能完全不同。假如没有胃镜，那医生诊断胃部疾病可能就像盲人摸象，对于同一个患者，不同的医生看到的主观症状可能不同，得出的诊断和制订的治疗方案可能千差万别，但如果给医生一份胃镜检查结果，医生便能根据患者胃镜下的表现、病理活检结果等客观地为患者作出诊断并制订治疗方案。

胃镜可以做微创治疗： 在以前，面对胃溃疡大出血的患者，医生的手段有限，只能切开肚皮，打开胃壁，切掉病变，现在的内镜技术相当成熟，处理溃疡出血简直是小菜一碟。现在胃镜还可以做早期癌症的切除、黏膜下肿瘤的切除，甚至胃壁破洞的修补都能在胃镜下完成。

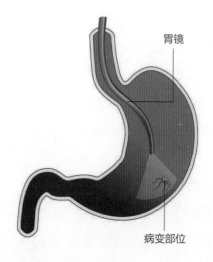

胃镜

病变部位

胃镜可以做癌症早期筛查：不仅是胃癌高危人群，健康人到了一定年龄也应该定期接受胃镜检查。在我国，胃癌是一种比较高发的癌症，由于早期胃癌检出率较低，大部分患者发现时已是晚期。直到胃镜的发明改变了这一被动的局面，借助胃镜，医生能将胃内情况看得一清二楚，同时还能进行病变的活检甚至直接切除病变。虽说是做胃镜检查，但做检查时必须经过食管，所以做胃镜检查时医生会同时观察食管的情况，如果发现食管有什么异样，一样要取活检进行诊断。

胃镜检查前的注意事项

为了清楚地看到消化道的黏膜，必须保证被检查部位视野清晰，没有食物或残渣。

1. 胃镜检查前患者至少要空腹 6 小时以上，不仅不能吃东西，为了避免检查时发生呛咳、呕吐造成危险，也不能喝水（可以润口，但不可大口饮用）。如当日上午检查，前一日晚餐后要禁食水，当日免早餐或检查前禁食水；如当日下午检查，早餐可吃清淡半流质食物，中午禁食水。如果体质较差、体质虚弱、禁食后体力难以支持者，检查前后可以静脉补充葡萄糖。

2. 患者应在胃镜检查头一天禁烟，以免检查时因咳嗽影响插管；禁烟还可减少胃酸分泌，便于医生观察。

3. 为了使胃镜能顺利地通过咽部，做胃镜检查前一般要用咽部麻醉药，须含在嘴里，使麻醉药局部作用于咽喉部位一段时间。

4. 为了减少胃液分泌，减慢胃蠕动，去除胃内的泡沫，使图像更清晰，在胃镜检查前会使用祛泡剂或解痉药。

5. 为了消除患者的紧张情绪，必要时医生会在检查前 20～30 分钟给患者使用镇静剂或者按要求进行麻醉下胃镜检查。

6. 患者与医生要合作，检查前患者先去解小便排空膀胱，进入检查室后，松开领口及裤带，取下义齿及眼镜，取左侧卧位，或根据需要改用其他体位。入镜后，患者不要用牙齿咬镜，以防咬破镜身的塑管。患者的身体及头部不要随意转动，以防损坏镜子并伤害内脏；不做吞咽动作，应改由鼻子吸气，口中缓缓吐气，以便检查顺利完成。有些人会因空气随管子进入胃中而感觉胀气、恶心，如果感觉疼痛不适，不能忍受，不要抓住管子或发出声音，可用手势向施术者（医生或护士）示意，以便采取必要措施。

胃镜检查后的注意事项

胃镜检查时，为了有利于观察，需要在患者胃内注入空气使胃鼓起，虽然在退镜时已吸出空气，但有些人仍有明显的腹胀感，嗳气较多，这是正常现象。胃镜检查后咽部的异物感也属正常现象，一般在检查后 1～4 天内，患者可能感到咽部不适或疼痛，但多无碍于

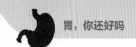

饮食，可照常工作。因为胃镜检查后麻醉作用未消失，过早进食食物容易进入气管，故应于胃镜检查后 1 小时咽反射恢复正常后再进食水。如进行病理检查（医生会告知），应在胃镜检查 2 小时后进温凉半流质或软烂食物一天，以免粗糙食物对胃黏膜创面的摩擦，造成出血。

不宜做胃镜检查的情况

1. 无法配合或烦躁的患者。
2. 患有急性咽炎、化脓性扁桃体炎的患者。
3. 患有支气管哮喘以及严重心、脑、肺部疾病的患者。
4. 怀疑胃穿孔的患者。

胃镜检查难受吗

人们普遍对胃镜有一种恐惧心理，那些受到胃痛、胃出血折磨的人为了治好病会去做胃镜检查，但对于没有症状的一般健康人群，甚至是胃癌高危人群，说服他们进行胃镜检查可就不容易了。

"胃镜检查难受吗"这个问题恐怕是因人而异，因为每个人咽反射的敏感性不同，有的人很敏感，就比较痛苦，有的人咽反射比较"迟钝"，就没多大事。难不难受自己做过才知道，道听途说并不可靠。

作为消化科医生的我也做过两次普通胃镜，而且特意选择不用镇静药，全程认真体验哪些因素会增加患者的不适感。胃镜在通过咽喉进入食管时是最不舒服的时候，一旦外来物要进入体内，每个人都会本能地排斥它，这也是做普通胃镜会痛苦的主要原因。现在做胃镜前医生都会先让患者口服局部麻醉药以降低咽喉部的敏感性，一般来说大部分人都能接受清醒状态下的胃镜检查。

其实，胃镜检查过程中只要患者充分放松，完全信任医生，而非一直试图吐出胃镜探头，那么整个检查过程会比较轻松。患者需要放松喉部，才能使胃镜轻易通过咽喉进入食管，而且需要持续放松，才不会阻挡胃镜的前进。如果有想吐的感觉时，深呼吸会舒缓一点，慢慢地深呼吸也可以让受到胃镜压迫的气管更舒畅。

现如今，很多医院都已经推出了"无痛胃镜"，其实就是在全麻状态下做胃镜。因为全麻后患者没有意识、没有感觉、没有回忆，所有检查的过程中就不会感到痛苦。对于那些咽反射很敏感、容易呕吐、年龄大无法配合医师的患者，建议选择无痛胃镜。

胶囊内镜可以代替胃镜吗

传统胃镜的不适感给人带来了不少心理阴影，因此出现了很多担心自己胃有问题却犹豫做不做胃镜的人。胶囊内镜的出现，给了大家很多惊喜，更让那些纠结做不做胃镜的朋友一下看到了另一种不错的选择。

胶囊内镜是一种无线内镜技术，主要由微型照相机、数字处理系统、无线收发系统三部分组成。从进入口腔的那一刻起，胶囊内镜就会以每秒 2 张的速度拍照，在消化道"一路走，一路拍"，图像实时传送至记录仪。6 ~ 8 小时后，电池耗尽，胶囊随大便排出体外，此时它已收集齐食管、胃、小肠等器官的内部情况。

胶囊内镜的优势： 做胶囊内镜检查时，被检查者只需要服下一颗小小的胶囊，检查过程无痛苦，不需要麻醉，也没有交叉感染的风险。

胶囊内镜的不足

1. 安全，但昂贵： 胶囊内镜是一次性的，里面的芯片和高清摄像头也是一次性的，因此胶囊内镜成本可不低，目前胶囊内镜的检查费用在四五千元左右，而普通胃镜检查费用在三四百元左右。

2. 无痛苦，但不受控： 对于普通胃镜检查，医生只要手持内镜就可以对可疑部位进行重点观察，而胶囊内镜在胃肠道内拍照是不受控制的，不一定能采集到让医生满意的图像，也会存在检查盲区。

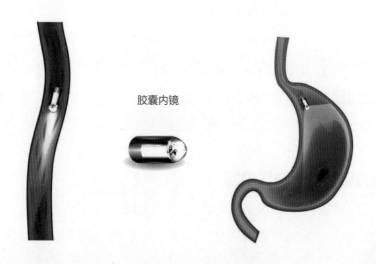

胶囊内镜

目前我国已有磁控胶囊内镜检查，体外磁场实现了对人体内胶囊内镜的实时操控，主要用于胃部检查。医生可以通过软件实时精确操控体外磁场，进而控制胶囊机器人在胃内的运动，改变胶囊姿态，按照需要的角度对病灶拍摄照片，从而达到全面观察胃黏膜的目的。

既然磁控胶囊内镜已经可以做到按照需要对病灶进行重点观察，那么不想做胃镜的人是否可以考虑用胶囊内镜代替普通胃镜检查呢？

胃镜检查首先是医生观察，怀疑某一区域有病变可能时，医生会取一块组织到显微镜下进行进一步诊断，这是诊断的"金标准"。如果怀疑是高级别瘤变或早期胃癌，现在临床上会通过放大、染色等技术对病灶进行进一步分辨，可直接在胃镜下做局部切除后再显微镜下进行分析诊断。胶囊内镜显然还做不到以上全部内容，所以目前胶囊内镜还无法取代胃镜。

也就是说，胶囊胃镜只能用高清摄像头观察胃黏膜，遇到可疑病变时就会比较尴尬，可能还需要再做一次普通胃镜检查来取活检确诊，希望大家在选择检查项目之前明白这一点。

肠内乾坤大

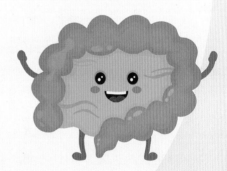

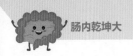

肠道，比想象中更复杂

小肠并不小

小肠占据腹部大部分的空间，是吸收营养的主要器官，消化后的各种营养物质被小肠黏膜细胞摄取，营养物质经过一级级血管汇合后最终回流运送至肝脏。

据估算成年人小肠的长度可达 4～5m，小肠黏膜上有许多皱褶和绒毛，完全展开后面积有 200～400m²。小肠面积之所以那么大，主要是为了方便对营养物质的吸收。

容易"出事"的大肠

结肠和直肠俗称大肠，成年人的大肠约 1.5m，整个形状就像是盘旋在腹腔里的门框，结肠按盘旋的位置可以分为右腹部的升结肠、横卧在中上腹部的横结肠、左腹部的降结肠、左下腹的乙状结肠和盆腔内的直肠，它们的主要功能是吸收粪便中的水分，让粪便成形并临时存储粪便。相比小肠，大肠是个多事之地，大肠容易出现多种疾病或异常，而且发病率还不低，如便秘、腹泻、大肠息肉、大肠癌、溃疡性结肠炎等。

一般情况下，腹泻是因为大肠没有充分吸收粪便中的水分，粪便还来不及成形就到了直肠，进而排出体外；便秘是因为粪便在大肠内停留时间过久，水分被过度吸收，从而形成干燥且难以排出的粪便。直肠位于盆腔内，主要参与排便，排便反射受大脑的控制，如果经常对便意予以制止，可使直肠对粪便压力刺激的敏感性逐渐降低，便意的刺激阈就会提高，长此以往就会出现便秘的情况。如果因为炎症刺激而使直肠黏膜的敏感性提高，那么即使肠内只有少量粪便和黏液，也可引起便意及排便反射，表现为便意频繁或排便未尽感（临床上称为"里急后重"）。

肠道不仅是肠道

肠道的主要功能是吸收，小肠上密布的微绒毛增加了小肠的表面积，更有助于营养物质的吸收。除了吸收营养物质，肠道还包括肠道微生物、肠道免疫细胞、肠道神经细胞，因此我们说起肠道，指的不仅是解剖学上的器官，还包括其复杂的肠道菌群、免疫系统和肠道神经等，肠道可以看作是一个整体生态系统。

肠道菌群：肠道和心脏、大脑等器官不同，它不是无菌环境，是半开放的系统，与外界相通但又有相对稳定的环境。在胎儿时期，胎儿的小肠是无菌的，随着出生后的第一声啼哭、第一次进食，这个刚诞生的个体已经开始建立属于自己的肠道菌群了，直到成年，肠道内的肠道菌群数量可达 30 万亿～100 万亿个，重量能够达到 1～2kg。

肠道免疫系统：肠道（尤其是小肠组织中）还存在着各种类型的免疫细胞，负责微生物与人之间复杂而密切的"和谐"关系。

肠道神经：肠道拥有大约 5 亿个神经元，能产生种类繁多的激素和大约 40 种神经递质，与大脑中发现的神经递质属于同一类型。例如体内绝大多数血清素来自于肠道，可以防止抑郁，还能调节睡眠、食欲和体温，参与修复肝脏和肺部的受损细胞。它对于心脏的正常发育也十分重要，还能通过抑制骨骼形成来调节骨骼密度。

肠道神经不仅负责肠道功能的自我调节，事实上还与大脑产生相当多的互动，例如情感变化、食物喜好，甚至某些神经系统疾病的发生也能从肠道神经中找到踪迹或关联。

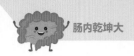

肠道影响我们的思绪

英语里有一个俗语叫 "follow your gut"，译为 "听从你的内心"，但我们拆开仔细一看 gut 的中文含义并非内心而是肠道，直译应该是 "听从你的肠道"，是不是显得有点无厘头？其实从现代医学角度看，这个俗语也有三分道理：听从你的内心或许就是在听从你的肠道，因为肠道及微生物会影响我们的思维、决定和情绪。

一般认为，人的思想和情感是大脑在控制，但类似的短语却在冥冥中暗合了现代科学研究带给我们的颠覆性认识——人的情感甚至大脑功能都会受肠道微生物的控制。越来越多的研究发现，我们的情感、心情甚至表达，不再只是依靠大脑，也会听从肠道，甚至人类的一些精神疾病，如焦虑、抑郁等也和肠道微生物有关。

为什么有些人的肠子比较容易激动

你身边有没有这样的朋友，一喝冰水或者吃冰凉的食物就容易拉肚子，典型的表现是阵发性腹痛，然后就要跑厕所，上完厕所就好了。

医学上将这种情况称为肠易激综合征，通俗来说叫肠子太容易激动了，比较敏感。肠子一激动，腹痛、腹部不适和排便习惯改变可能就会分头找上门

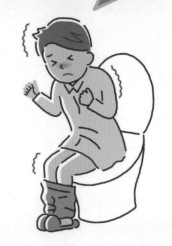

来。肠易激综合征的其他常见症状还包括容易肚子胀、吃了某种特定食物容易腹泻、放屁、肚子里咕噜咕噜气体乱窜……

简单来说，肠道激动就是肠道蠕动过快或者发生痉挛，对应最常见的两大症状是腹痛和腹泻：肠道蠕动过快导致腹泻，痉挛导致疼痛。

看看你的肠子是不是也爱激动

对于下面这些描述，相符得越多，患肠易激综合征的可能性就越大。

1. 排便习惯不固定，时而腹泻，时而便秘。

2. 肚子痛，上过厕所后就不痛了，大便多在餐后，或是在冰冷的食物刺激后。

3. 腹胀气，肚子有时还会咕噜咕噜乱叫，放屁较多。

4. 工作、学业忙碌、精神压力大时症状明显。

5. 女性、年龄在 20～30 岁。

6. 易焦虑、紧张。

诊断标准

肠易激综合征（IBS）诊断标准以症状学为依据，诊断建立在排除器质性疾病的基础上，推荐采用目前国际公认的 IBS 罗马Ⅲ诊断标准。

反复发作的腹痛或不适（不适意味着感觉不舒服而非疼痛），最近 3 个月内每个月至少有 3 天出现症状，合并以下 2 条或多条：①排便后症状缓解；②发作时伴有排便频率改变；③发作时伴有大便性状（外观）改变。

诊断前症状出现至少 6 个月，近 3 个月符合以上标准。

所以如果怀疑自己得了肠易激综合征，首先去消化专科，尤其是上了年纪的朋友要先排除这些症状是不是器质性疾病引起的，若没有器质性病变，才能按肠易激综合征治疗及调整生活习惯。

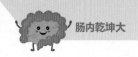

不是大病也需治疗

肠易激综合征虽然不是大病，但如果时常发作影响了工作和生活，还是需要去治疗的。治疗主要从以下几个方面入手。

调整饮食： 详细了解自己的饮食习惯及其与症状的关系，如果是腹泻主导型肠易激综合征，注意避免食用敏感食物（如牛奶、冰凉食物、辛辣食物等，这些食物往往因人而异），或减少食用产气食物（如奶制品、大豆、扁豆等）；如果是便秘主导型肠易激综合征，可以多吃膳食纤维含量高的食物，可刺激结肠运动。

如何判断哪些食物能吃，哪些食物不能吃呢？最好的方法就是记录 1~3 个月内每天吃的东西，吃了哪些食物没有问题，吃了哪些食物会让自己感觉不舒服，这样就能归纳出专属于自己的"健康食谱"，从而在今后避免食用让自己不适应的食物。

学会放松压力、掌控情绪： 肠道是人类"第二大脑"，受情绪、压力影响很大。心理因素对胃肠道功能有显著影响，焦虑、抑郁等情绪都可能引发肠易激综合征。

最典型的例子就是有一部分考生在考试前总是肚子痛、拉肚子，拉完肚子就不痛了。这就是因为考前心理压力大，诱发了肠易激综合征，一旦焦虑、抑郁情绪缓解，症状自然而然地消失了。因此，受肠易激综合征困扰的朋友应该调整心态，不要过分焦虑，这样才能减轻症状发生的频率或程度。

药物治疗： 在正确诊断肠易激综合征的前提下，如果患者觉得这种疾病对自己的生活造成了巨大的困扰，通过上述两种方法还是无法缓解，可以去医院找医生开一些药物帮助缓解症状，例如促蠕动、解痉、止泻、导泻的药物，都能够缓解症状。

肠道菌群：存在但被忽视的群体

肠道菌群从何而来

前面提到过肠道是一个半开放系统，在我们出生后，随着呼吸、进食等方式，环境中的各种细菌进入我们体内并占领各自的地盘，共同组成一个复杂的系统。

首批细菌对健康肠道菌群的建立很重要，奇妙的是婴幼儿首先接触到的食物——母乳中含有婴幼儿需要的益生菌。因为妈妈体内的益生菌可通过肠道淋巴结转移至乳腺中，每毫升母乳约含有 3000 个益生菌，其中大部分是十分重要的双歧杆菌、乳酸杆菌，也有其他经过母亲机体选择出来的益生菌。所以说母乳喂养可以帮助宝宝建立健康的肠道菌群。母乳中还含有大量的双歧因子、半乳糖寡糖、低聚果糖等物质，也可帮助益生菌的生长、繁殖，为其提供最适宜的养料。母乳中的乳铁蛋白能够抑制其他有害细菌，为双歧杆菌的生存提供良好的环境。

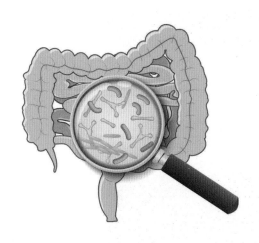

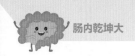
细菌存在的意义

提到细菌，多数人首先想到的是细菌会让我们生病，引起感染等。其实并不是所有的细菌都是有害的，我们与肉眼看不见的微生物生活在同一个世界。当我们免疫功能正常时，有些微生物对我们无害，有些微生物对我们有利，甚至有些微生物还是我们的"伙伴"，这些"安分守己"的微生物就是正常菌群。

这些生活在肠道中的细菌既非有害，也非多余，它们显然非常理解"双赢"的道理。首先它们能够抑制外来病原微生物，外来病原微生物要想在人体内"捣蛋"，就必须先在人体内找到立足点。因为正常菌群已经占据了肠道内的生存空间，外来病原微生物要找到立足点，就必须要和体内原有的找到进行竞争，但大部分情况下都是这些外来病原微生物败下阵来。我们肠道内的正常菌群以逸待劳，自然很容易打败外来的"入侵者"，从而起到抵御外来病原微生物的作用。肠道内的细菌，只要不"捣蛋"，就都是"良民"，人体应与其和平共处，若乱用抗生素则可能造成肠道菌群失衡，外来病原微生物就有可能趁机"作乱"。

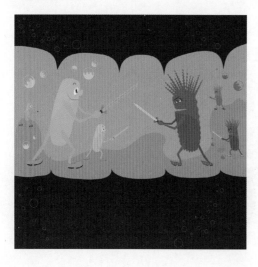

另外，我们体内的正常菌群还能合成一些人体需要的营养物质，如维生素 K、维生素 B 等。此外，肠道微生物还有调节人体免疫力、降解食物中亚硝胺等致癌物质的作用。

正常的肠道菌群，为了改善自己的"居住环境"，也就是人类的肠道，会将分解的短链脂肪酸滋养肠壁细胞，促进肠壁细胞的生长和更替，让受损的肠黏膜更快地得到修复。除此之外，肠道菌群能产生类胡萝卜素类物质，对降低动脉硬化和卒中的风险有益；还能通过与淋巴系统"交流"，降低对食物的过敏反应。

最新研究发现肠道菌群的功能远超我们的想象，例如多种常见疾病，如糖尿病、老年痴呆、过敏、炎症性肠病等，均与肠道菌群有关，甚至饮食喜好都与肠道菌群有关。一定程度上甚至可以说，肠道菌群用我们无法察觉到的形式，影响甚至决定人类的一些行为、喜好和健康。越来越多的研究结果显示，肠道菌群真正的意义还远不止于此。

菌群失调后果严重

前面说到不是所有的细菌都是有害的，其中会导致生病的那些细菌被我们判定为"坏细菌"，其他不致病的被判定为"好细菌"，还有些"墙头草"则被称为中性菌。要辨别微生物的"好"与"坏"可不是件容易的事。

有些微生物生活在肠道之中，虽然也会利用肠内的养分，但对人体并不会产生不利影响，甚至还能产生一些对我们有益的物质。就像房主会把房子优先出租给素质高、肯配合的租客，我们的免疫系统会给这些微生物颁发"良民证"，把"居住空间"给它们，如此它们便构成了肠道菌群的大部分。另一些微生物对我们就不那么"友好"了，其代谢产物对人体将会产生损害，导致疾病；还有一些细菌，数量少时没有威胁，但大量增殖的时候就会危害健康。

既然人体和"好细菌"已经成了邻里乡亲，就理应互相帮助共同抗敌。除了人体免疫系统的杀灭，"好细菌"本身也通过竞争生存空间

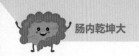

和养分、分泌杀菌物质来对抗"坏细菌"。如果"坏细菌"伺机兴风作浪，"好细菌"也会损失惨重，或者当肠道菌群受到破坏，"好细菌"的数量不足，"坏细菌"也会趁势而起。

肠道菌群失调后，轻则会出现便秘、腹泻、发胖，严重的甚至可能致命，当然这里指的是非常严重的情况，即广谱抗生素过量、过久使用导致的真菌感染、伪膜性肠炎等。

抗生素是把双刃剑，在杀死"坏细菌"的同时，也杀死很多正常的肠道微生物，久而久之，很容易发生肠道微生态失衡，经过广谱抗生素过量、过久的反复筛选，使得一些平素数量上很不起眼的细菌，如艰难梭菌等致病菌有机可乘。

艰难梭菌，是一种机会感染细菌，其实它广泛存在于自然界中（空气、土壤、动物），在肠道中也会有少量存在，但并不会引起人生病。也就是说，人并不是一接触艰难梭菌就发病的，但得病也不是无缘无故，本病好发于年老体弱、免疫功能低下、长期使用广谱抗生素的患者。其实，当机体抵抗力低下，或者长期使用抗生素时，肠道菌群的平衡就被打破了，使得艰难梭菌能够有机可乘，大量繁殖，进而引起疾病。

这种细菌的感染会导致一种严重的疾病——伪膜性肠炎，它可不是一般的拉肚子，它是临床上一种十分难治的疾病。得此病的患者有非常顽固的腹泻，对于典型的患者，在肠镜下可见到肠道表面有斑片或成片的伪膜，附着在肠壁上并不容易脱落，一旦掉下来就形成一大片溃疡，因此得名"伪膜性肠炎"。本病的特点就是顽固性腹泻，重症及暴发型患者在短时间内将会丢失大量的水、无机盐，进而出现水和电解质紊乱、低蛋白血症、中毒性及低血容量性休克，常常危及生命。这类患者的免疫力往往较低，治疗起来非常棘手，病死率很高。

想要从根本上治疗这种疾病，还得靠肠道菌群的重新建立，粪菌移植可将复发性伪膜性肠炎的治愈率提高至 90%，伪膜性肠炎因此被戏称为"通过买大便、大便灌肠来治疗的疾病"。

如何建立健康的肠道菌群

肠道菌群并不是简单的细菌群落，很多科学家认为，肠道菌群甚至可以看作是人体内的另一个"器官"，需要我们的细心呵护。定居在肠道中的细菌并不是一成不变的，其组成与机体的饮食偏好、身体状况有密切的关系。例如长期高脂饮食、肥胖的个体体内菌群的组成与瘦人并不一样，他们的肠道菌群更依赖于消化、吸收脂肪及其代谢产物，当然这可以通过饮食习惯慢慢调整。

那么如何建立健康的肠道菌群呢？婴幼儿建立健康的肠道菌群主要靠母亲的乳汁，成年人主要与生活的环境、摄入的食物有关。

多补充膳食纤维： 膳食纤维不被胃肠道消化吸收，也不产生能量，除了本身对人体有延缓血糖升高、减少油脂吸收、防治便秘等作用外，还可作为我们很多肠道细菌的食物。摄入膳食纤维过少会使某些细菌"挨饿"，"挨饿"后它们会开始"吃"大肠黏液外膜上的黏蛋白，因此多吃蔬菜、杂粮等富含膳食纤维的食物，既"喂饱"了肠道菌群，也能为身体提供多种维生素和微量元素。日常生活中膳食纤维的最佳来源是全谷类食物，包括麦麸、麦片、燕麦等，另外豆类、蔬菜和水果等也是膳食纤维的主要来源。如果食物中缺少膳食纤维、长期高热高脂饮食，既不利于肠道菌群生长，也增加自身罹患"三高"的风险。

合理补充益生菌： 多进食一些富含益生菌的发酵食物，比如酸奶、奶酪、豆制品等，相当于把益生菌吃进去，在一定程度上也能壮

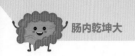

大肠道共生菌群的队伍。当然这个也有讲究，例如避免加热后食用、尽量不空腹食用，避免和含有防腐剂的加工食品一起食用等。

勿滥用抗生素： 最后，也是最重要的一点，就是切勿滥用抗生素！须遵照医嘱，按需按量使用抗生素。长期服用、滥用抗生素，特别是广谱抗生素，会破坏肠道菌群平衡，对肠道菌群造成严重影响。

胃肠型感冒是怎么回事

大家常常说"我得了胃肠型感冒，又是发热，又是拉肚子"，其实"胃肠型感冒"并不是规范的医学用语，所谓的"胃肠型感冒"多数情况下是病毒性胃肠炎。

病毒性胃肠炎不仅有一般感冒的头晕、乏力、发热、四肢酸痛等一般症状，还有胃肠道方面的症状，如水样腹泻，可伴有胃胀、腹痛、呕吐，严重时会导致机体脱水、体内电解质紊乱。成人、儿童都会受到病毒性肠炎的困扰，但婴幼儿尤其容易受其危害。导致病毒性胃肠炎的最常见的病毒为轮状病毒、诺如病毒、柯萨奇病毒。

病毒性胃肠炎的特点

根据以往的统计，病毒性肠炎一年四季均有发病，由于这些肠道病毒不畏低温，在室内人群聚集的秋冬季反而高发。病毒性肠炎一般散发，但也容易出现暴发性流行。引起病毒性肠炎的病毒，如柯萨奇病毒或诺如病毒可通过呕吐、排泄等方式大量排出病毒，病毒附着于气溶胶颗粒后，被密切接触者吸入或摄入，就会引起疾病的传播。

在封闭的环境中，病毒传播速度非常快。在学校，尤其是食堂工作人员若患上病毒性胃肠炎，其自身携带病毒，当他们接触食物时，可造成食物污染，进而造成此病的大规模传播。

病毒性胃肠炎的表现

病毒性胃肠炎典型症状为发热和水样腹泻，一般腹痛症状不明显，病毒感染后潜伏期多在 24 ～ 48 小时。腹泻多在病程第 2 日以后出现，表现为大便每日 10 余次，水样便或蛋花样便，可有少量黏液，无脓血，无腥臭味。部分患者会出现头痛、发热、寒战和肌肉疼痛、食欲不振，消化不良等症状，这与普通感冒很像，儿童几乎都有呕吐症状。

病毒性胃肠炎的治疗

注意休息：和普通感冒一样，人群对病毒普遍易感，儿童或免疫功能低下的患者更易感染。病毒性胃肠炎是自限性疾病，成人通常 2 ～ 3 天即可恢复，儿童恢复时间较长，症状严重者需要及时治疗。患病期间宜吃清淡、易消化的食物，患者尤其是儿童患者在此期间食欲减退是正常的，不应该强迫其进食，给胃肠道一个休息的时间更有利于身体尽快康复。

注意补水、不强调止泻：典型的患者常有水样腹泻，每日腹泻次数可达 10 余次，但对于此病并不急于止泻，因为过度止泻反而不利于疾病的恢复。腹泻本身是肠道抵御感染性疾病的表现，通过腹泻将病毒尽快清除出体外，这有个过程，病毒清除后腹泻症状自然会好转，因此不必急于止泻，注意补液即可。

相对于成人，儿童更容易因为腹泻而脱水，所以要注意补充水分和电解质，世界卫生组织推荐使用口服补液盐。

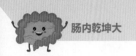

一般不用抗生素： 病毒性胃肠炎是由病毒感染所致，因为目前尚无治疗病毒感染的特效药物，所以一般情况下本病不需要使用抗病毒药物及抗生素。

病毒性胃肠炎的预防

1. 注意个人卫生，勤洗手，要养成饭前便后洗手的好习惯。

2. 不吃生冷食品和未煮熟、煮透的食物，生吃瓜果要洗净，尽量少吃凉菜、沙拉，避免去卫生条件差的餐馆就餐。

3. 如果家中有人得病，注意卫生清洁，避免成人和儿童之间相互传染。

羞羞的便秘

在成年人中，被便秘困扰的大有人在，但多数人的态度就是平时不注意，一旦不适难忍时就急着吃泻药，但这不是长久之计，这种处理方法可能会导致便秘越来越严重，依赖泻药来排便，甚至有可能发生结肠黑变（属于一种癌前病变）。

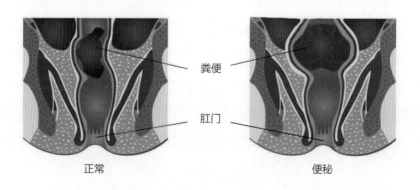

正常　　　　　　　　　便秘

便秘是不是病

严格说起来便秘是一种临床症状，而非某种特定的疾病，便秘的发生可以是因为消化道肿瘤、炎症、狭窄等病变导致大便无法顺畅排出，这种情况被称为器质性便秘。但临床更多见的是肠道功能失调导致便秘的发生，相应地称为功能性便秘，这种便秘多由饮食、生活习惯不佳，肠道功能改变等原因引起，往往可以通过调整生活习惯来缓解症状。

便秘可能是许多疾病的表现，所以治疗前需要注意查明导致便秘的原因，尤其对于中老年人，必须排除肿瘤等肠道器质性疾病。如果按功能性便秘治疗无效，要考虑有没有其他器质性原因，因为病因不去除，便秘就难以缓解。常见原因包括：肠道肿瘤、炎症或其他原因引起的肠腔狭窄或梗阻、先天性巨结肠、巨直肠、盆底疾病、糖尿病合并周围神经病变、甲状腺功能减退、脑卒中后、使用某些药物等。

便秘有哪些危害

便秘本身可能并不是什么大病，但这个症状可能会诱发或加重其他一些疾病。

导致、加重痔疮：便秘时排便用力，直肠内压增高，阻断静脉回流，使正常肛垫充血性肥大并反复向远侧移位，其中的纤维间隔逐渐松弛，直至断裂并伴有静脉丛淤血、扩张、融合，甚至夹杂细小的动、静脉瘘，最后形成痔疮，长此以往还会导致原有的痔疮加重。

诱发肛裂：便秘后，便粪比较干硬，在排泄时不易排出。为了使肚子舒服，人们就会在排便时用力，干硬的粪便可造成肛管皮肤裂

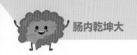
开，肛裂后的疼痛又导致排便畏惧，加重便秘，形成恶性循环。

诱发心脑血管疾病发作： 便秘伴有心脑血管疾病的高龄患者，排便时用力过大，会使血压升高，机体耗氧量增加，很容易诱发脑出血、心绞痛、心肌梗死。对于心脑血管疾病患者来说，更应该注意保持大便通畅。

诱发腹疝： 便秘时，因排便用力过大，腹内压突然增高，腹内脏器如小肠等经腹壁薄弱处向身体表面突出，可加重疝气，甚至可导致腹疝嵌顿。

心理疾病： 很多人饱受排便困难、排便不尽、腹胀等症状的困扰，产生焦虑情绪，进而影响生活，这甚至比便秘本身的危害更大。

便秘会导致宿便吗

值得注意的是，有些关于便秘的危害是不存在的，尤其是"宿便有毒"的说法。网络上关于有损美容、导致毒素吸收，甚至诱发肠癌的说法多是以讹传讹，缺乏科学依据，这些黑锅便秘可不背。准确来说，便秘可以是大肠癌的表现之一，但不是导致大肠癌的因素。

一些保健品、养生品打着健康的旗号构建出了"宿便"的概念，说"宿便"是危害人体健康的万恶之源，从健康、瘦身、养生等角度出发，告诉你为什么要清"宿便"，清了"宿便"有什么好处等，然后再打出组合拳，宣称"洗肠、排毒"可以解决这个健康问题，手段多种多样，最终却是在兜售售价不菲的"健康产品"。其实医学上根本没有什么"宿便"的概念，这些理论也都是编造出来的，希望大家不要再被这些概念蒙蔽。

总是被便秘困扰的原因

很多人虽然经常性地发生便秘，但并不会特别在意，发作时就用开塞露或者泻药解决。他们恐怕不知道为什么便秘总是发生在特定的人群，也不知道如何彻底解决这一困扰。其实要彻底改善便秘，还需要从改变生活习惯入手。

排便习惯不好： 功能性便秘的发生是渐进的，最初可能不是每天都有便意，几天才会解一次大便，随后时间久了身体也适应了，形成了一种习惯。因此唤起便意恐怕是多数被便秘困扰的朋友最希望出现的事。

饮食因素： 现代人饮食过于精细，食物在消化后几乎没有什么残渣，如果不吃蔬菜等高膳食纤维的食物，就会导致结肠内不能形成足够体积的粪便，难以每天产生便意。一些减肥人士的便秘与进食量过少有关，究其原因还是不能形成足够体积的粪便来诱发便意。

如果粪便不能每天排出，在体内存留时间越长，粪便就越干硬、越难排出。对策就是鼓励便秘患者多吃含膳食纤维的食物，同时保证每日充足的饮水量，因为膳食纤维不被人体消化，但能像海绵一样吸收水分，使粪便不会过于干燥，同时又能维持足够的体积来刺激肠道产生便意。

缺少活动、喝水不够： 很多人在办公室常常一坐就是一天，活动少、水分补充不足是这些人的一大特点。活动可以促进肠道蠕动，活动过少则肠蠕动减少，粪便容易在肠道内停留太久，而粪便在结肠内停留的时间越久，水分被吸收得越多，粪便就会变得越干硬、体积越减小，难以排出。喝水少也容易引起便秘，因为身体会自我调节，身体缺水了，就会从肠道吸收更多水分，以补充身体缺的水，这样一来就使得粪便变得干硬，不易排出。

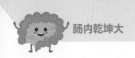

高龄： 老年人便秘比较普遍，对于老年人便秘用药需要注意：通便药首选容积性泻药和渗透性泻药，对严重便秘患者，也可短期适量应用刺激性泻药，但切不可依赖刺激性泻药，否则将越用越多到最后无药可用。

其他原因

1. 情绪作怪或菌群失调： 因工作紧张等打乱了正常的排便习惯，如肠易激综合征便秘型，受到精神因素影响，肠道蠕动变缓，这种情况多见于年轻女性。

2. 药物依赖性便秘： 滥用刺激性泻药，形成药物依赖造成顽固性便秘。医生不推荐患者使用泻药来缓解便秘，是因为泻药分很多种，不能随便用，刺激性泻药虽然起效迅速，但如果长期使用会导致泻药依赖，药物剂量越用越大，用药效果却越来越差。门诊常见到一些长期便秘的患者，起初服用 2 粒酚酞片（也叫果导片，是一种刺激性泻药）就能排便，随着用药时间的延长，后期一次竟要服用 10～20 粒才能起作用，这就是泻药依赖。

3. 肠道异常： 如先天性巨结肠症、结肠冗长等，主要是由于发育缺陷，使得肠道内缺乏感受和产生便意的神经感受器，失去了正常人排便清空肠道的调节功能，属于器质性便秘。

4. 菌群失调： 有研究表明，便秘患者杆菌明显减少，杆菌与球菌比例降低，肠道菌群的变化可能与肠道功能改变、便秘有关，因此补充杆菌制剂被认为有助于改善便秘。

便秘防治有讲究

知道便秘是怎样形成的之后，就要从相应的方面入手进行防治。

多食有渣食物，补充足够水分： 膳食纤维是形成粪便和促进排便的重要因素，能增加粪团中的水分，让粪团体积扩大，同时还可以刺激肠道蠕动，使排便通畅。便秘患者在日常饮食中应该注意摄入足够的膳食纤维，建议每人每天 25～35g 以上。在保证膳食纤维摄入的同时，还要注意摄入足够的水分，只有这样膳食纤维才能发挥"润肠"的作用，不然很可能会适得其反。

多运动：你动肠也动，运动能刺激肠道蠕动，即便是胃肠手术后，医生也会鼓励患者尽早下床活动，目的就是促进患者的肠蠕动。运动方式不限，可以是散步、慢跑、做体操，运动前后要注意补充水分，避免身体脱水，这样才能收到良好的效果。

养成良好的排便习惯：人体有两个排便"天然时段"：一个是早上起床的"起立反射"；另一个是吃完饭后的"胃-结肠反射"。早上一觉醒来，由躺变坐再到站，肠蠕动会增多，肠道便会产生一种巨大的蠕动波，帮助你把大便推出来。早餐后，胃-结肠反射明显（胃会"通知"大肠赶快运动），此时也是排便的好时机。因此唤醒天然的排便反射对于改善便秘有事半功倍的效果。

合理用药：可首选容积性泻药和渗透性泻药，例如乳果糖，可以长期使用。对严重便秘患者，也可短期适量应用刺激性泻药，但切不可依赖刺激性泻药。新型分泌型药物依赖性较低，例如利那洛肽、鲁比前列酮等，但药物具体使用应咨询专科医生，切勿乱用刺激性泻药，如大黄、番泻叶、果导片等，都不要长期使用，否则可能导致肠道耐受，泻药越用越多、效果越来越差。

酸奶能改善便秘吗

经常听到女性朋友说："我最近又便秘了，要去买点酸奶来喝"，喝酸奶似乎对便秘有改善作用，不少人把喝酸奶当成是治便秘的方

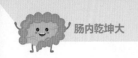

法之一，普遍认为喝酸奶治便秘，与酸奶里面添加的益生菌有关。那酸奶是否能够改善便秘呢，这种改善是否在每个人身上都有所体现呢？

酸奶能否改善便秘： 便秘的原因之一是肠道菌群失调、肠道功能紊乱，补充益生菌有助于改善肠道菌群、调节肠道功能。所谓酸奶是在牛奶中添加保加利亚乳杆菌和嗜热链球菌发酵而成，因此说喝酸奶能改善便秘是有一定依据的。

为什么实际上不是那么有效

1. 未必喝对了酸奶： 现在酸奶种类非常多，像酸酸乳、发酵乳、风味发酵乳、优酪乳等，它们与真正有活益生菌的酸奶可不是一回事儿。真正的酸奶是在牛奶中添加了活益生菌，这些益生菌不仅能够帮助酸奶产生独特的风味，还会在体内与肠道互生共利，维护肠道菌群稳定。常见的益生菌有双歧杆菌、保加利亚乳杆菌、嗜热链球菌等，添加了活益生菌才算真正的酸奶。

2. 喝对了酸奶，还要看能不能有效吸收： 真正有效的酸奶是有活益生菌的，而这些活菌能不能活着到达肠道并成功定植是一个需要考虑的问题。益生菌存活条件高，不得受热，会被胃酸杀死，还会被抗生素杀死。为了不白喝酸奶，在喝酸奶时我们要注意避开这些容易导致益生菌死亡的因素。

虽然酸奶可以调节肠道菌群、改善肠道功能，但也别忘了便秘的发生是多因素导致的，不能只盯着其中一点，只有从多方面共同改善，才能收到良好的效果。

医生建议

1. 酸奶需冷藏才能保证乳酸菌的活性，所以要购买冷藏的酸奶并且买回后也要冷藏储存。

2. 喝之前可以把酸奶放在室温下片刻，如果加热，要避免酸奶的温度超过体温。

3. 酸奶要避免与抗生素同时服用；避免与会添加防腐剂的食物（如香肠、火腿等肉制品）一起食用。

4. 饭后喝酸奶可能有助于益生菌存活并定植于肠道。

5. 长期喝一种品牌的酸奶更有可能起效，经常更换品牌很难让足够多的益生菌在众多肠道细菌中占有一席之地。

大肠息肉：不做肠镜你看不到我

大肠息肉是肠癌的前身

大肠息肉是肠黏膜表面上隆起性的病变，通俗地说，是长在肠管内面的"肉疙瘩"。如果我们肠道内长了息肉，自身是没有感觉的，绝大多数都是在体检或检查其他疾病时才被发现的。这些小息肉不影响肠道的功能，本人也没有感觉，那么不理它不可以吗？

其实最令人担心的是这些小"肉疙瘩"会继续生长，可变为腺瘤，而腺瘤继续发展可能就会变成癌。目前已明确至少 90%～95% 的大肠癌都是从大肠息肉一步步"进化"过来的：小息肉→大息肉→重度不典型增生→原位癌→浸润性癌。这个过程一般需要 5～10 年，但有的人也可以进展得很快。例如，有家族性腺瘤性息肉病的患者，从很年轻时肠道就长满了大大小小的息肉，癌变在所难免。通常来说，年龄

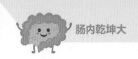

越大，发生息肉的可能性越高，但有大肠癌家族史的人可能在比较年轻时就已长出息肉，因此患癌的风险比一般人更高。

息肉有好有坏

大肠息肉从性质上划分，常见的主要是炎性息肉和腺瘤性息肉，前者由肠道增生性炎症引起，几乎不会发生恶变；腺瘤性息肉恶变的概率较炎性息肉高。腺瘤已被公认为癌前病变，分为管状腺瘤、绒毛状腺瘤和混合性腺瘤三种，绒毛状腺瘤的癌变率最高，管状腺瘤的癌变率最低。

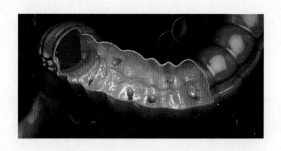

腺瘤性息肉不会自行消退，如果不及时处理，可慢慢长大，发生癌变的概率较高。炎性息肉相对安全些，有时很小的炎性息肉会自行消失，但炎性息肉长期受炎症刺激，也有向腺瘤发展的可能。一般结肠镜检查发现息肉时应该予以内镜下切除，内镜下息肉切除术创伤小、住院时间短，可以切断息肉癌变之路。

虽然大部分医生根据经验肉眼下大致可以判断息肉的良恶性，但活检后显微镜下的病理诊断才是"金标准"，因此肠道息肉需要在显微镜下判断其恶变的可能性。

大肠息肉可以预防吗

大肠息肉的发生与个体因素、遗传因素、年龄、饮食习惯有关，临床观察中发现西方的高脂低膳食纤维饮食结构容易导致大肠息肉。因此应多吃蔬菜、水果等膳食纤维含量丰富的食物，少吃加工肉类，避免息肉的发生。

阿司匹林等一些药物可能有助于预防息肉的发生，但还没有药物能有效治疗已形成的息肉，内镜下切除或手术切除效果确切，是标准的治疗方法。

哪些人该去做肠镜检查

随着治疗手段的进步和新药的研发，肠癌的治疗效果目前算恶性肿瘤中较好的。但为什么大量的肠癌患者还是难逃死亡的厄运呢？最主要的原因可能是大肠癌发现时已经偏晚期了。有数据表明，Ⅰ期大肠癌患者的 5 年生存率可达 90% 以上，而Ⅳ期患者总体上只有 10% ~ 20% 的 5 年生存率。九成以上的大肠癌是从大肠息肉逐步发展而来，一般过程为 5 ~ 10 年。

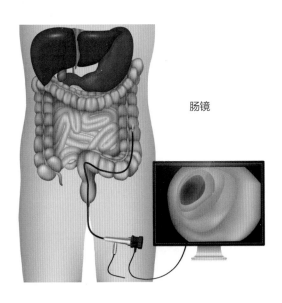

肠镜

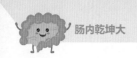

肠癌日益高发，肠镜却在多数人的体检计划中缺席。即使自己平时身体无恙，也是时候把预防大肠癌作为定期体检的目的之一了。

一般人群：对于一般人群，推荐 50 岁时可以开始接受大肠癌筛查，一般每 5 ~ 10 年进行一次检查，检查方法主要包括大便隐血和肠镜。

高危人群：指的是有高脂低膳食纤维饮食习惯、有消化道肿瘤家族史等大肠癌发病高风险的人群，可以提前到 40 ~ 45 岁开始接受大肠癌筛查，每 3 ~ 5 年接受一次检查。

有家族遗传史：对于有家族遗传性疾病的人群（家族性腺瘤性息肉病、林奇综合征等），我们建议尽早前往大的肿瘤中心就诊，有经验的临床医生会对其家族史进行收集、分析，并为其安排一些必要的检查，包括基因检测，判断其是否具有遗传倾向。如果有遗传倾向，则由临床医生按照特定的遗传性肿瘤的随访方案密切随访；如果没有明显的遗传倾向，则按照高危人群的筛查方案进行随访。

通常来说，肠镜检查过程中发现息肉，如果判断其是良性的且直径 < 2cm，可以在内镜下切除；如果怀疑息肉已经恶变，或者直径 > 2cm，一般先取活检，待诊断明确后再进行相应处理。

发现息肉，即使是切除了，肠道内环境没有改变，也有复发的可能，所以曾经有结肠息肉病史的患者应该按时复查。单发的良性息肉切除后，建议前 2 ~ 3 年每年复查一次，如果不复发，说明息肉复发的概率小，之后可以改为每 5 ~ 10 年复查一次。有条件者可根据个体情况适当缩短复查周期。如果是恶性息肉需要手术治疗，术后按医生建议复查。

如何优雅地做一次肠镜检查

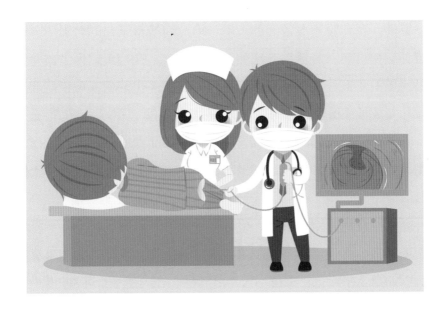

有人因对肠镜心存恐惧而拒绝接受检查，有人因为过程中各种尴尬而抵触检查，总之不少人因为对肠镜检查不了解而放弃，这里教你几招，让你可以优雅从容地做一次肠镜检查。

肠镜检查前的心理准备：要排除对肠镜检查的恐惧，我们就要先了解肠镜检查是怎么一回事。结肠镜是一支细长可弯曲的仪器，直径大约 1cm，结肠镜通过肛门进入直肠、大肠，头端的摄像头可让医生观察肠道内部情况。

肠镜检查确实会有一些不适，主要有以下几个方面。

1. **疼痛：**主要来源于肠镜在肠道里扭曲导致肠道痉挛带来的不同程度的疼痛。

2. **腹胀：**为了更好地暴露视野、方便操作，肠镜检查时会向肠道里打气，让肠道膨胀，这会造成腹胀甚至腹痛。

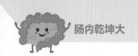

3. 异物感：这恐怕是很难回避的，毕竟是有异物进入体内，想想都觉得不舒服。

另外，还有肠道准备时的腹泻、检查前换裤子时的害羞……这些都会让被检查者对肠镜检查心生抵触。其实，在检查过程中被检查者虽然可能有不同程度的不适，但是只要按照医生的嘱咐积极配合，就能顺利完成肠镜检查，总的来说，越放松，检查过程越顺畅、舒适。

当然，如果内心比较敏感、检查过程感受太差，也可以选择全麻下的肠镜检查，麻药一推，美梦一做，一觉醒来检查结束，全程无痛苦。

肠镜检查前的饮食准备：检查前一天午餐、晚餐吃少渣半流质食物，如稀饭、面条，不要吃蔬菜、水果等多渣、多籽的食物以及奶制品。假如是上午检查，检查当天早晨禁食，在内镜检查前 4～6 小时服用聚乙二醇等渗溶液 2～3L，2 小时内服完；如果是下午检查，中午仍需禁食，没有糖尿病的朋友可喝糖水防止低血糖。麻醉下肠镜则应按照麻醉师的要求严格禁食、禁水。

肠镜检查前的肠道准备：肠道准备是肠镜检查最核心的环节，肠道准备是否充分与息肉检出率有直接关系。所谓"肠道准备不充分"，就是指肠道内仍然有较多粪渣残留，这会影响肠镜检查的视野，导致结肠病变、息肉等的漏检率升高，可谓是"肠道准备不充分，检查已经失败了一半"。初次行肠镜检查的患者，如果肠道准备不充分，建议 1 年内再次复查肠镜，可见充分的、符合标准的肠道准备是多么重要。

肠道准备的方法很多，每个医院都不一样，应按医嘱进行。通常来说，检查前两三天饮食宜清淡，检查前 1～2 天不吃多籽食物，如西瓜、西红柿、猕猴桃等，以免排不干净影响肠镜检查。如果有长期便秘、糖尿病，不吃多渣食物的时间则应适当延长。

我国的临床指南建议采用聚乙二醇为患者做肠道准备，其为容积性泻剂，通过大量排空消化液来清洗肠道，不会影响肠道的吸收和分泌，因此不会导致水和电解质平衡紊乱。常见的不良反应是腹胀、恶心，不能耐受者可根据情况改用其他泻药代替。

1. 服用时间：没有便秘的患者检查前 4 ~ 6 小时开始服用。

2. 服用方法：将聚乙二醇电解质散剂全部倒入一个较大的容器中，加温开水至 2000 ~ 3000ml 刻度线充分溶解（一般拿水兑，也可以加一些糖），大约每 10 分钟服用 25ml，半小时内服用 1/4，2 小时内喝完（某些女性或年老体弱者若短时间内无法大量饮水，建议在肠镜检查前 1 天进行更严格的饮食控制）。在服用泻药后的半小时左右会出现腹泻，通常在 7 ~ 10 次，直到没有可见固体粪便渣，泻出清水为止。

喝完了泻药重点看排泄是否干净，肠道清洁的标准为"大便呈无色稀水样，没有固体粪便"。如果您长期便秘，临时使用一次泻药肠道准备效果可能较差，可以在检查前 3 天服用少量乳果糖或小剂量硫酸镁溶液。

检查过程中：一般待医护人员安排后，被检查者需要换上肠镜检查专用裤子，在医生或护士的指导下摆好适合检查的体位，一般会让被检查者左侧卧躺，双膝弯曲位于胸前。检查过程中被检查者最重要的就是要放松，遇到不适就尽量深呼吸，用均匀的呼吸放松自己。一般在肠镜刚进入直肠和镜子过弯时会有明显的不适感。此时被检查者越放松，越有利于检查进行，一定不要自己先紧张起来，如果你紧张，你的肠子也会跟着紧张痉挛，不由自主地用劲与医生的操作对抗，使得检查更困难、更难受。

检查结束后：部分被检查者在检查完毕后会出现腹痛、腹胀等症状，对此不必过于紧张。很多有经验的护士总是安慰被检查者"多大

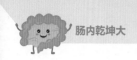

点事，放个屁就好了"，既讲了实话，又活跃了气氛。很多被检查者也的确是在放屁之后就没那么不舒服了，当然也可以轻柔地按摩腹部、慢慢走动，促进肠道蠕动排气。肠镜检查之后，不建议被检查者马上进食，待结肠内气体排出，腹胀消失后进易消化流食，可缓解腹胀。若有麻醉，被检查者在检查结束休息半小时后再离开更稳妥。做活组织病理检查或息肉摘除治疗的患者，术后可能有少量大便带血现象，一般无须特殊处理，如出血较多或出现持续腹痛，则应及时到医院就诊。

肠镜检查若有异常发现，则应治疗后遵医嘱复查，一般来说单发的、直径 < 1cm 的腺瘤每 3 ~ 5 年复查一次，具体的复查周期可根据患者的情况灵活调整。另外，息肉切除后应注意饮食习惯的调整，如低脂饮食，注意增加膳食纤维的比例等。对一般的体检患者，肠镜检查若没有阳性发现，则可每 5 ~ 10 年复查一次，期间若有排便习惯改变、便血、脓血便等情况，则应及时就诊；有结肠息肉病史或大肠癌家族史者，建议每 3 ~ 5 年复查一次，或者遵医嘱复查。

痔疮，难言的常见病

痔疮虽是常见病，但因其发病部位的特殊性，很多人都不好意思谈及自己的这个"小毛病"。其实谈及痔病，不必有羞耻感或心理负担，它虽然常见，但也是一种不应该忽视的肛肠疾病，大大方方去医院治疗才是明智的选择。

痔疮是怎么回事

据统计，我国痔疮的发病率在 50% ~ 75%，发病率随年龄增加而增高。民间有"十人九痔"的说法，可见其发病率之高。多数人的痔疮并没有明显症状，一般不算在"病"的范畴内。按现代医学的观念，痔应该被视为人体正常结构的一部分，因此可以说每个人都有痔，而其出现病变产生症状时我们就称为"痔病"，也就是痔疮。有一种学说认为，痔是从肛垫延伸而来的，肛垫会因为久坐、静脉淤积而松弛、肥大、出血或脱垂，形成病理性肛垫，即产生了痔疮。

痔疮的来龙去脉

痔疮或许可以算是人类为直立体位所付出的代价，人在直立位时直肠静脉内的压力比其他体位时高出 2 ~ 3 倍，加上直肠静脉内没有防止血液倒流的静脉瓣膜，所以血液容易淤积在直肠及黏膜静脉中。长时间行走、站立或坐着，会导致直肠肛垫血液淤积过多，暂时性充血、胀大。如果站立或坐着的时间过久，静脉暂时性充血扩张就变成了长期充血扩张，逐渐形成增生、曲张、脱垂的直肠黏膜静脉丛，即所谓痔疮。以上就是痔疮发生的生物学基础，因为人人都可能发生，所以说是直立体位带来的遗憾之一。

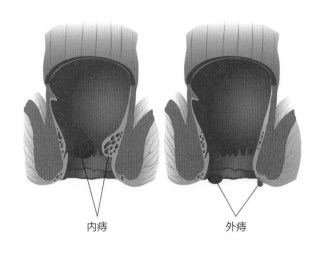

内痔　　　　　　　　外痔

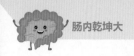

痔疮发作是种什么样的感觉

便血：便血是痔疮最常见的并发症，痔疮其实就是直肠黏膜充血肿胀，这样的黏膜和血管特别容易破，尤其是在大便干硬或用力的时候，就会产生便血的症状。便血的量与直肠黏膜充血及破损程度有关，很多人在吃了"辛辣上火"食物后，便血的症状往往更加严重。痔疮引起的便血，颜色鲜红，附着于粪便表面，排便时滴血，严重者甚至可呈喷射样出血。

脱垂、肛门坠胀：随着痔疮的加重，便血症状逐渐减少，但脱垂的问题日益加重。轻者在排便时脱出，便后可自行缩回去（Ⅱ度）；严重一点的需要用手才能回纳（Ⅲ度），最严重的情况是痔疮脱出到用手已经推不回去了，或者即便推回去又会掉出来（Ⅳ度）。

肛门不适、湿痒：出血和脱垂主要是内痔的症状，而长在外面的痔疮主要引起肛门不适、肛门湿痒，痔疮加重时患者坐卧不安也与此有关。

痔疮发作了该怎么治

首先要告诉大家，不是所有的痔疮都需要治疗，症状严重者才考虑治疗所以，别轻信广告，随便就被不正规的医院或诊所忽悠去做手术。痔疮治疗应遵循三个原则：首先，无症状的痔疮无须治疗；其次，有症状的痔疮重在减轻或消除症状，而非根治；最后，以保守治疗为主。

痔疮的治疗不直接针对痔疮本身，而是针对症状（便血、肿块、疼痛）进行相应处理，因此没有症状的痔疮通常无须治疗。如果痔疮发作，症状明显，肛肠科医生对付痔疮常用这三招。

坐浴：温水坐浴一般来说是缓解症状最有效的方法之一，甚至比局部应用药膏还要有效，建议一天温水坐浴 3 ~ 4 次甚至更多。具体的做法是使用一个大小合适的盆装温热水，让臀部整个浸到盆中，泡大约 10 分钟。高锰酸钾温水坐浴能控制肛周局部炎症、加快伤口愈合、缓解括约肌痉挛、缓解疼痛，早日消除症状，但是要特别注意说明书上的使用方法和浓度。

药膏：治疗痔疮的乳膏与栓剂可以促进伤口愈合、收缩血管、缓解烧灼感和瘙痒感，起到一定的缓解效果。

口服药：症状严重时可配合口服药，通过降低痔疮局部血流，从而控制症状；如果疼痛是由痔块坏疽、溃疡或血栓形成所致，可使用止痛药、抗炎药缓解症状。

上面介绍的三种方法一般足以应对痔疮发作，但有一点要提醒大家，临床上很多老年人误把大肠癌的出血当作痔疮出血，因此建议先就诊，确诊了是痔疮再用上述三种方法，避免误把肠癌等其他严重的疾病当成痔疮来治疗。

手术是否能根治痔疮

关于痔疮能否根治，这是患者最常提到的问题。准确来说，痔疮并不能完全根治，没有哪一种方法能够保证一次治疗后痔疮再不复发。包括手术在内，解决的只是已经发生的病变，但并没有消除发病的诱因，只要造成疾病的诱因存在，比如不良的生活习惯、便秘、腹泻等，痔疮就有再发的可能。

医生的目标不是把痔疮完全消灭，而是让它不再困扰患者。对于症状明显的痔疮还是应该采取正规的治疗，以提高患者的生活质量。痔疮治疗后或术后，患者如果能够学会正确的预防措施，养成良好的生活习惯，就有可能避免痔疮复发或减少日后复发次数。

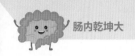

好转后该如何预防

避免久坐： 久坐会影响局部血液循环，痔静脉充血、水肿、曲张，会使痔疮症状加重，因此应有意识地定期活动。

提肛运动： 肛门周围的肌肉及软组织一张一弛地运动，可以改善肛门括约肌周围的血液循环，但血栓性痔疮形成时应避免提肛运动。

注意饮食： 多吃蔬菜、水果，多摄入富含膳食纤维的粗粮等，多喝水，促进肠蠕动，帮助排便，防止便秘；避免辛辣刺激食物，戒烟酒。

养成良好的排便习惯： 如每天定时排便，减少排便时间，排便时不要看书、分心，不要久蹲不起或过度用力；保持肛门局部卫生，便后用温水冲洗，对痔疮的治疗及预防都是必要的。

便便里的健康密码

透过便便看健康

粪便又脏又臭，不少人甚至对自己排的便便都不想多看一眼，巴不得一拉出来就赶紧冲走，殊不知，这样可能会错过一些疾病早期发现的机会。食物经口摄取后历经"千山万水""江河湖海"，经过胃肠道研磨、消化、吸收等处理后的物质，其中蕴含了丰富的健康信息，若能养成每天便后细心观察便便的好习惯，对于了解自己的肠胃健康将大有好处。

看颜色： 正常人大便的颜色是黄色或褐色的，之所以会呈现这样特殊的颜色，是因为胆汁分泌到肠道，最终在大便中变成粪胆素和尿胆素，这两种物质都是胆汁中的胆红素经过肠道细菌的作用后产生的。

胃十二指肠部位出血后，血液中的血红蛋白经过胃酸和肠道细菌的作用，与硫化物结合成硫化铁，从而使粪便呈现黑色。这种黑色大便黑而发亮，外观会黑得像头发或柏油一般，大便的性状如同柏油，故也称为柏油样便。如果发现柏油样便，说明状况已经很严重了，需要立即就医治疗。如果出血量较少，肉眼未必能发现大便颜色的改变，出血量达到50ml以上时肉眼才可以见到大便颜色变黑。少量的消化道出血需要通过粪便隐血试验才能发现，粪便隐血试验也是大肠癌常规筛查的手段之一。

这里需要特别注意的是，某些食物会使大便的颜色接近血便。前一天进食过动物的肝脏、血（如猪肝、猪血）等，或者饮用较大量的红酒等，也会导致大便颜色发黑。这些因素的影响都是一过性的，观察两天就消失了，因此不用过分担忧。

常用的一些药物也会对大便的颜色造成一定影响，如常见的枸橼酸铋钾和硫酸亚铁等，这些药物只要停用一段时间，大便的颜色就会恢复正常。

胆总管内有结石或肿瘤导致胆管堵塞，胆汁无法到达肠道时，大便就会呈现特殊的灰白色（陶土一样的灰白色）。

下消化道包括除了十二指肠的全部小肠、全段的结肠和直肠（结直肠俗称为大肠），此段肠管出血，大便常呈鲜红色。无论是上消化道还是下消化道出血导致的血便，都有一个特点，就是血和便混在一起。如果是黄褐色大便表面黏附一点鲜血，或是便后滴血，甚至是血液喷射到便池中，这种情况多半是痔疮出血。

另外，在腹泻时，如果发现大便中有鼻涕样的黏液或夹杂着血丝，不可等闲视之，这种情况表示胃肠道黏膜有严重损害，可能是痢疾或溃疡性结肠炎等严重疾病，需要迅速就医。

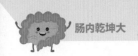

看性状：除了观察大便的颜色外，还应该注意观察大便的性状。如果大便变细或大便上有固定凹痕，要注意直肠肿瘤导致肠道变窄的可能性；大便干硬，甚至是呈羊粪粒状，是食物残渣在大肠内停留时间过长、水分过度吸收所致，容易形成便秘；如果好几个月都有腹泻或便秘，或二者交替发生，要注意炎症性肠病和肿瘤的可能。

看习惯：稍微上点年纪的人都有这种体会，多年养成的排便习惯不容易改变，一般是在相对固定的时间，每天有相对固定的次数，只有在工作很忙、外出等明显影响饮食习惯和生物钟的情况下，上述排便习惯才会发生改变，而生活一旦回归正常，这种多年的排便习惯又会恢复。在临床上，排便习惯的改变常常是大肠肿瘤的最早症状，有经验的专科医生甚至仅通过问诊就可以在较早阶段发现大肠肿瘤。

将便便送到医院检查，还能发掘出更多信息。

大便隐血：能查出大便中极小量、肉眼看不见的出血。出现隐血的常见疾病包括肿瘤、溃疡、炎症性肠病、肝硬化、胆道疾病引起的出血、息肉等。

白细胞：白细胞偏高说明有炎症，通过判断消化道有无感染或炎症，有助于腹泻的诊断。

虫卵：如果在粪便中找到寄生虫的卵，提示存在寄生虫感染的可能性。

粪胆素：反映胆红素代谢情况，可以帮助医生诊断溶血性疾病和肝胆系统疾病。

便血，肠道健康的红灯

正常的大便颜色为黄褐色，如果大便颜色发生改变，就应该考虑患病的可能性。有一种情况请大家一定要注意，那就是便血。

血液随粪便排出，粪便颜色呈鲜红、暗红或柏油样（黑便），均称为便血。此时大便的颜色可因出血部位、出血量及出血速度不同而有一定差异。胃、食管出血，由于经胃酸作用且在肠道存在的时间较长，血红蛋白中的铁与肠内硫化物结合成硫化铁，所以表现为柏油样便；小肠及结肠出血由于不存在上述因素，故多为暗红色或鲜红色便。

发现便血一定要查明原因，对因处理。引起便血的常见原因如下。

常见病：痔疮、肛裂、肠道大息肉、大肠癌等。

炎症性肠病：溃疡性结肠炎、克罗恩病等。

危重病：食管静脉曲张出血、肠系膜血栓、急性出血坏死性肠炎等。

肿瘤：胃癌、小肠肿瘤、间质瘤等消化道肿瘤。

其他：肠套叠、肠结核、血管瘤以及鼻、咽喉或气道的出血等。

隐秘的出血：隐血阳性

当消化道只有非常少量的出血时，肉眼是看不出来的，但消化系统肿瘤早期可能仅有这种存在但察觉不到的症状。如何捕捉这些隐匿但对早期诊断有帮助的疾病信号呢，此时需要更精确的方法来判断——粪便隐血试验，也叫粪便潜血试验或匿血试验，字面的含义就是"隐藏在粪便中的看不见的血液"，常用字母"OB"来表示"隐血"二字，有的医院也写为"粪便OB"等。

正常人粪便中不会有任何血液，因此隐血试验为阴性。消化道出血、消化道溃疡患者粪便隐血试验多为阳性，或呈现间断性阳性。消

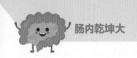

化道癌症早期 20% 的患者可出现隐血阳性，晚期患者隐血阳性率达到 90% 以上，因此粪便隐血试验可作为消化道肿瘤的筛选基本试验。

实际上，大便中蕴含着丰富的健康信息，有些通过个人的细心观察可以了解，有些需要借助检验来发现，医生的建议是每个人都应该养成便后细心观察便便的习惯。另外，通过粪便可以检测幽门螺杆菌，避免了患者做胃镜的不便；也可以通过粪便检测消化道黏膜 DNA，以期早期发现大肠癌。当然，还有很多尚未知晓的健康讯息蕴藏在其中有待科学家发现。

肝胆如何相照

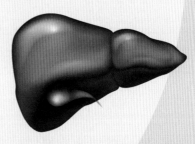

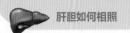

"肝胆相照"的故事

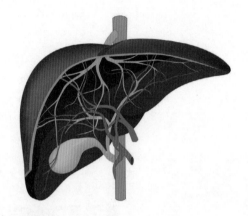

　　肝脏是人体内最大的内脏器官，重量达 1200～1500g，肝脏正常时很没存在感，一旦肝脏要刷存在感，人就没法消停了。

　　肝脏作为人体最大的"化工厂"，功能非常多，这里主要介绍肝脏的几大"招牌业务"：分泌胆汁；物质代谢；解毒；防御和免疫；调节循环血流和合成凝血因子。

胆汁竟然出自肝脏

　　胆汁是由肝脏产生的，是人体非常重要的消化液，有中和胃酸、刺激肠蠕动、溶解脂肪、促进脂溶性维生素吸收等功能。因为脂类不溶于水，需要靠胆汁帮助溶解。胆汁中的胆盐能将脂类食物乳化成微小脂滴分散在消化液中并激活胰脂肪酶，将脂类食物分解。

　　产生胆汁是反映肝脏功能的一项重要指标，例如在肝移植手术中，如果能见到移植上去的新肝在不断分泌胆汁，则说明这个移植肝功能良好；相反，有肝胆疾病的患者往往面色蜡黄，这个黄就是由于胆汁代谢异常，血液中胆红素水平升高导致的。

这些代谢功能竟然离不开肝脏

首先肝脏作为消化器官参与蛋白质、糖、脂肪、维生素和激素等营养物质的代谢，我们吃进去被吸收的各种营养物质在这里被统一加工、分配和处理。

举个例子，有人说我明明很少吃肥肉，三餐都以粗粮为主，怎么还长胖了呢？这就体现了肝脏强大的转化与合成功能，即使不摄入脂肪，肝脏也能利用摄入的其他营养物质合成脂肪。主要的营养物质有碳水化合物、脂肪、蛋白质三大类，不论以何种形式摄入能量，人体都不会浪费，剩余的部分最终会以脂肪的形式储存下来。打个比方，不论用什么方式赚到了钱，多余的钱就会存储在银行或拿去购买房子，什么时候钱不够用了，就要从银行取款或者卖房子筹款，我们的能量摄入就是"钱"，脂肪就是"银行"或"房子"。

碳水化合物代谢：碳水化合物被消化道吸收后最终以葡萄糖、果糖、半乳糖等形式吸收进入肝脏，并以肝糖原的形式储存起来。肝糖原的合成和分解维持着血糖的稳定，就像一个储蓄所，钱多的时候往里存，钱不够用的时候就取出来。

脂肪代谢：如果一次吃了很多食物，肝脏不会"浪费"血液中多出来的葡萄糖，它们会被肝脏加工转化为脂肪酸，脂肪酸随着血液循环被运输到身体其他部位的脂肪细胞中，以脂肪的形式存储下来。所以即便只吃粗粮，如果总体能量摄入超标，人依然会发胖。如果人长期能量摄入不足，肝糖原用完了，人体就会调动脂肪，再经过肝脏的转化，变成能量提供给机体进行基本的生命活动。

所以说，吃多容易胖，饿久就会瘦，这其中的转化都离不开肝

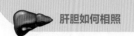

脏。如果生存条件再恶劣一点，机体就会开始分解蛋白质，主要表现为肌肉消耗，瘦到皮包骨头，四肢如柴。

蛋白质代谢： 肝脏本身也合成蛋白质，例如血浆里的白蛋白、纤维蛋白等，都是由肝脏合成的，但在蛋白质代谢过程中肝脏更重要的功能是将合成蛋白质的基本原料——氨基酸进行转换，以供全身细胞的需要。反映肝脏损伤的指标之———转氨酶，主要负责氨基酸转换。尽管人体的蛋白质有成千上万种，分别具有不同的功能，但合成这些不同功能的蛋白质的，却是最基础的十几种氨基酸。我们每天摄入的氨基酸种类不一定那么齐全，但肝脏可以根据需要进行一定范围的转换，以供机体合成蛋白质。另外，蛋白质代谢过程中会产生对人体有害的代谢废物——氨，氨也需要肝脏进行无害化处理，肝脏将氨变为尿素，从而经过尿液排出体外。如果肝脏功能受损，体内血氨浓度过高，会导致神经系统功能受损，发生肝性脑病等并发症。

肝脏竟然还负责解毒

肝脏作为人体的主要解毒器官，经过肝脏的转化、代谢、解毒，可以使毒物转变为无毒或溶解度大的物质，随胆汁或尿液排出体外。

以饮酒为例，酒的主要成分是乙醇，乙醇进入胃中被迅速吸收入血，最先进入肝脏。乙醇在肝脏中被肝细胞分解代谢，可以分为两个步骤：第一步，乙醇分解为有毒性的乙醛；第二步，有毒性的乙醛进一步分解为无毒的乙酸。

肝脏分解处理酒精的速度主要取决于两个关键酶——乙醇脱氢酶和乙醛脱氢酶。酒量好不好很大程度上就由这两种酶决定。喝同样一杯酒，如果肝脏处理酒精的速度较慢，乙醇经过肝脏没被降解多少就进入全身血液循环，在血液中超过一定浓度就会影响大脑功能，进而导致醉酒。

这两种酶在不同人群中有一定差别，有的人只有其中一种酶比较给力，有的人两种酶都不给力，也有的人两种酶都给力。

如果一个人只有乙醇脱氢酶给力，但乙醛脱氢酶不给力，饮酒后酒精代谢就停留在乙醇被降解但蓄积了大量乙醛的状态。蓄积的乙醛可以使人心跳加快、面红耳赤，会造成肝细胞损伤，体外试验中显示乙醛还可致癌。喝完酒就"上脸"本质上是乙醛脱氢酶不给力，饮酒后酒精不能完全、快速代谢，很多中国人都属于这种类型。

如果一个人乙醇脱氢酶和乙醛脱氢酶都给力，那代谢酒精的能力就特别强，就是俗话说的"酒仙"，其中的奥秘就在于他可以快速代谢酒精，血液中乙醇和乙醛浓度都很低，不会影响神经系统。

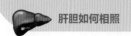
流血不止也和肝脏相关

血液中的凝血酶是肝脏合成的，受伤后机体会在血管破口处形成凝血块，起到止血作用，这个过程离不开各种各样的凝血酶（原）。肝病患者容易出血不止，就是因为肝脏合成能力受损，导致凝血酶原不足，从而影响机体正常的凝血功能。

以上列举的只是一些肝脏最基本的功能，实际上人们对肝脏功能并不完全了解，目前医学技术远没有达到能像人工肾一样用人工肝来代替肝脏的功能。

与胆量无关的胆

既然上文谈到了肝脏分泌胆汁，接下来就一起聊聊胆。我们听说过很多词语，其中既有肝，又有胆，比如肝胆相照、披肝沥胆，显示出肝与胆的密切关系。在医学上，肝脏产生胆汁，胆囊存储胆汁，它们在结构和功能上相互依存。

虽然古书记载赵云胆大如斗，但赵云的胆量和胆识绝对不是胆囊给的。胆囊是肝脏的一个附属器官，藏在肝脏下面，主要功能就是收集和浓缩胆汁。

肝脏持续分泌胆汁，每天分泌的胆汁有 800 ~ 1200ml，这些胆汁并不是持续地注入十二指肠，人在空腹时胆汁会存储在胆囊内，所以胆囊的主要功能之一就是收集胆汁。胆囊有弹性，可大可小，一般可存储约 50ml 胆汁。那么肝脏每天分泌那么多的胆汁，胆囊又如何容纳呢？这里就要介绍胆囊的另外一项重要功能——浓缩胆汁。在吃饭时，这些浓缩的胆汁会被胆囊挤出来分泌到小肠协助消化食物，尤其是脂肪类食物。

胆囊与胆总管相通，过大过小都提示胆囊可能出了问题，如胆囊结石阻塞胆囊出口可导致胆囊增大；若胆囊长期没有正常的浓缩和分泌功能，胆囊就会萎缩变小。

医生提示　　胆汁成分复杂，正常情况下胆固醇溶解于胆汁中，胆汁比例失调时，容易形成胆结石。胆结石长在胆囊里就叫胆囊结石；长在胆管里就叫胆管结石。长期不进食、不吃早餐，容易导致胆汁长期存储在胆囊内，被过度浓缩后容易形成胆囊结石。

黄疸是怎么回事

黄疸是一种直观的症状，患者眼睛发黄、全身皮肤发黄，尿液也特别黄，主要是因为患者血液中胆红素含量高，这种带"染料"的血液流到哪里，哪里就被染成黄色，成为"小黄人"。成年人黄疸，除了少数由血液病引起外，几乎都是肝胆系统疾病引起的，如典型的肝病患者都是面黄肌瘦的。

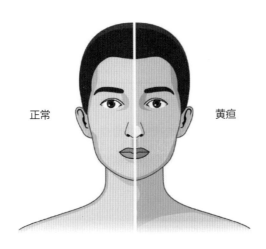

正常　　　　　　黄疸

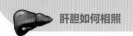

胆汁排泄不畅所致：胆汁若排出受阻，淤积在胆道里，就会逆流入血，导致血液中胆红素升高，称为梗阻性黄疸。能导致胆汁淤积的原因很多，如胆总管结石阻塞胆管、胰腺肿瘤压迫胆管、胆管癌使得胆道狭窄甚至闭塞等，都是成人胆道梗阻的常见原因。

粪便通常是金黄色的，是因为消化食物需要胆汁的参与，胆汁分解后会形成胆红素，胆红素为橙黄色，留在食物残渣中呈现黄色。若胆道阻塞，胆汁无法进入小肠，没有了胆红素，粪便一般都呈现白陶土样的颜色。尿黄、皮肤黄、大便发白是胆道阻塞的特征表现，解除阻塞因素后一般可恢复正常。

肝功能受损所致：如果肝细胞损伤，肝脏对胆红素的摄取、结合和排泌功能降低，胆红素代谢异常，就会导致血中胆红素升高，称为肝细胞性黄疸。

黄疸除了给人病态的感觉外，胆红素过高本身也有危害，会引起皮肤瘙痒、对神经系统有毒性等（婴幼儿的重度黄疸对神经系统造成损伤更明显）。黄疸对于成人更是疾病的征兆，导致黄疸的原因或疾病往往比黄疸本身更为严重，比如肝硬化失代偿或肿瘤压迫胆管。另外，导致黄疸的病因如果不及时解除，还会导致更严重的后果，比如梗阻性黄疸若不解除，往往会继发细菌感染，引发败血症等威胁生命的并发症。

我国最常见肝病——乙肝

乙型病毒性肝炎，简称"乙肝"，是一种由乙型肝炎病毒（HBV，简称"乙肝病毒"）感染机体后所引起的疾病。乙肝病毒是一种嗜肝病毒，主要存在于肝细胞内并损害肝细胞，引起肝细胞炎症、坏死、纤维化。

慢性乙型病毒性肝炎是我国一个严重的公众健康问题，根据2006年全国人群血清流行病学调查显示，1～59岁人群乙肝病毒表面抗原携带率为7.18%，据此估算全国乙肝病毒表面抗原携带者约为9300万人，其中2000万人为慢性乙肝患者，我国每年乙肝新发感染者达10万之多。

近10多年来，随着医学的发展，对乙肝的防治已取得了很大进展，只要规范诊治，多数患者的病情可以得到很好的控制。但人们对乙肝的认识仍存在不少误区，如不少人认为"大三阳"是病情严重的表现，不治疗不行，而"小三阳"则表示病情已缓解，不治疗关系不大；有的人觉得虽然是乙肝，但身体一直也很好，不去饮酒伤肝就好，没必要太担心；还有的人被诊断为乙肝的同时就背负了巨大的压力和恐惧。这里我们详细解读一下乙肝这种病究竟该怎么防治。

急性感染乙肝病毒后

感染乙型肝炎病毒后必然会引起机体免疫反应来清除病毒，但成人和婴幼儿的差别很大。成人免疫系统发育完善，如果感染乙肝病毒很容易在短期内进行免疫清除，因而表现为急性乙型肝炎，约90%可自愈，较少转为慢性感染。婴幼儿或儿童因为免疫系统发育不完善，感染后容易发展为慢性乙肝，若不进行有效治疗则终身慢性感染，有1/3的患者会出现反复肝损害，表现为活动性乙型肝炎或者肝硬化，这种类型的感染危害最大。

成人中也有少部分会转变为慢性感染者，例如当机体免疫功能低下、不完全免疫耐受、HBV基因突变逃避免疫清除等情况时。成人感

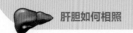

染乙肝病毒还有一种严重的情况——急性重型肝炎，当机体处于超敏反应，乙肝病毒清除过程中引起过于严重的免疫反应，连累了大部分的肝细胞（因为清除病毒，肝脏成为"战场"，"战争"太剧烈的话，"战场"草木皆毁），可导致大片肝细胞坏死，这种情况很危险，甚至会威胁生命。

乙肝病毒感染后的自然病程

乙肝病毒感染人体后，人体一般会经历四个阶段的自然病程，是否引起肝炎，取决于乙肝病毒和人体免疫系统之间的"战争情况"。

第一阶段：免疫耐受期：乙肝病毒感染人体后，主要在肝细胞内生存。这一时期，人体的免疫监控系统还没有来得及识别和攻击乙肝病毒，二者暂时和平共处，这个阶段乙肝病毒在肝细胞内自由复制，因为没有炎症破坏，一般不影响肝细胞的正常功能，乙肝病毒携带者就处于这种免疫耐受状态。

第二阶段：免疫清除期：乙肝病毒在人体内潜伏一段时间后（每个人的潜伏时间不同），人体免疫监视系统会慢慢发现"敌情"，并启动免疫反应攻击乙肝病毒。由于乙肝病毒是躲在肝细胞内的，免疫系统用"武器"清除乙肝病毒时会不可避免地损伤肝细胞，此时转氨酶升高，严重时肝功能受损、肝细胞坏死，表现为肝炎。转氨酶升高是一个信号，提示肝炎可能发作了，携带者可能发展为乙肝患者，此时应该考虑抗病毒治疗。

第三阶段：非活动期（低复制期）：经过激烈的"战斗"，会有一部分乙肝病毒被免疫系统清除，通过积极的药物治疗也可能将病毒清除。所谓病毒清除，是指血液里已经查不到乙肝病毒的DNA，但实际上肝脏内可能还会有部分病毒残留。剩下的乙肝病毒属于"残兵败将"，复制能力受到抑制，病毒含量低，因此暂时不会兴风作浪，它们"卧薪尝胆"，处于非活动性携带状态。此时期 HBeAg 转阴，HBeAb 产生，血液中 HBV-DNA 监测不到，转氨酶正常，一般不需要抗病毒治疗。

第四阶段：再活动期：在某些诱因下，比如疲劳、免疫力下降、怀孕等，乙肝病毒可能会再次活跃，免疫系统也可能再次发动免疫反应清除病毒，肝脏就会再次出现炎症反应，也就是肝炎再次发作。

一般来说，处于第二阶段和第四阶段的乙肝病毒感染者才是需要治疗的肝炎患者，而处于第一阶段和第三阶段的人，暂时不需要治疗，但要定期复查，监测乙肝病毒和肝脏情况。因为这四个阶段只是按照规律人为划分的，而乙肝病情并非一成不变，如果长时间不复查，就无法准确判断病情是否出现变化。

必须了解的重要检查指标

乙肝初期症状并不明显，所以大部分患者并不知情，必须借助检查手段才能让乙肝病毒"现身"。因此，乙肝检查成为了解治疗效果和病情变化的必要程序。主要检测手段有乙肝病毒标志物、乙肝病毒定量和相应的肝功能检测。

这些检测指标看似复杂、晦涩难懂，其实通过讲解，患者是能够掌握一些基本概念的，这对于病情的理解和监测大有裨益。我们在这里简单形象地解读一下乙肝防治的关键指标。

解读 HBV-DNA：乙肝病毒 DNA（简称 HBV-DNA）就是乙肝病毒的遗传物质。生物都是依靠自身的 DNA 来复制后代的，乙肝病毒也是一样。血液中检测到 HBV-DNA 是乙肝感染的直接证据，有些乙肝患者由于乙肝病毒的变异，乙肝两对半查不出有感染迹象，却能靠乙肝病毒 DNA 检测出病毒，临床上称为隐匿性慢性乙型肝炎。

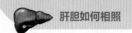

慢性感染阶段，乙肝病毒会在肝细胞内缓慢繁殖，不一定能在血液中检测到，如果血液中能直接检测到 HBV-DNA 阳性，说明体内病毒复制能力很强。HBV-DNA 检测对乙肝病情的评估意义重大，在病情判断和治疗方面具有重要的指导价值。化验单上的结果反映的是血清里的 HBV-DNA 水平，通常这个值越高，说明肝内 HBV 复制越活跃，同样传染性也越大，但肝功能受损情况还要看机体免疫系统处于什么样的反应阶段。

乙肝病毒感染过程中人体免疫系统与乙肝病毒会有一段时间的"和平共处"，这个时候即使 HBV-DNA 水平较高，但不引起肝细胞的炎症破坏，肝功能表现为正常，有些情况甚至可以不治疗。如果进入免疫清除期，机体免疫系统开始主动发起"进攻"，试图清除肝内的 HBV，肝脏成为"主战场"，肝细胞就会不可避免地受到损伤，表现为肝炎活动、转氨酶升高。

解读乙肝病毒标志物：我们最经常听到的乙肝两对半其实指的是乙肝病毒标志物，是一种免疫学指标，通过检测血液中乙肝病毒本体和人体产生的抗体两类指标来反映乙肝病毒感染人体的情况，但乙肝两对半的结果与病情轻重没有直接关系。

乙肝病毒免疫学标志物一共有 3 对，即表面抗原和表面抗体、e 抗原和 e 抗体、核心抗原和核心抗体。

1. 乙肝病毒表面抗原：HBsAg。

2. 乙肝病毒表面抗体：HBsAb，也有缩写为抗 -HBs。

3. 乙肝病毒 e 抗原：HBeAg。

4. 乙肝病毒 e 抗体：HBeAb，也有缩写为抗 -HBe。

5. 乙肝病毒核心抗体：HBcAb，也有缩写为抗 -HBc。

6. 乙肝病毒核心抗原：HBcAg。

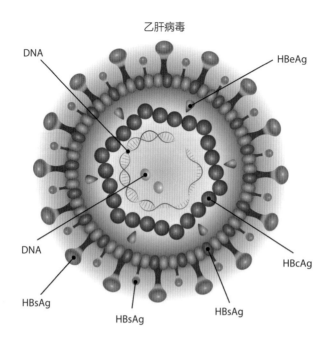

乙肝病毒

DNA

HBeAg

DNA

HBcAg

HBsAg

HBsAg

HBsAg

由于第 6 项乙肝病毒核心抗原（HBcAg）在血中不易检测，过去一般不检测，所以常见的检查就是以上 5 项，这就是人们常说的乙肝两对半检查，或称乙肝五项检查。

Ag 是英文单词 antigen（抗原）的缩写，可以理解为乙肝病毒的一部分；Ab 是英文单词 antibody（抗体）的缩写，可以理解为人体接触乙肝病毒后经过免疫反应产生的保护性抗体，有对抗乙肝病毒的作用。乙肝疫苗就是利用灭活病毒诱导人体产生保护性抗体，因此没接触过乙肝病毒或者没接种过疫苗的人是不会产生乙肝相关抗体的。

说得再通俗一点儿：抗原是乙肝病毒的一部分，抗体是人体产生的，用于对抗乙肝病毒。抗原阳性代表血液中检测到了病毒的结构，抗体阳性代表人体接触病毒后产生了免疫球蛋白。乙肝病毒标志物的高低本身不反映病情的严重性，评估乙肝严重性需要结合肝功能和人体的症状或状态来评价。

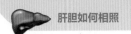

乙肝两对半各项指标的具体含义

乙肝病毒表面抗原（HBsAg）：人靠衣妆，乙肝靠 HBsAg，它是乙肝病毒的外壳，虽然不含 DNA，但 HBsAg 对于病毒来说太重要了，这件"外衣"可以和肝细胞膜融合，"武装护送"病毒 DNA 进入肝细胞。HBsAg（＋）说明现在体内有乙肝病毒，至于病毒在体内处于什么状态，不能仅通过此指标判断。若感染后 3 个月 HBsAg 不转阴，则易发展成慢性乙型肝炎或肝硬化。

乙肝病毒表面抗体（HBsAb）：HBsAb 是种保护性抗体，可阻止 HBV 穿过细胞膜进入新的肝细胞。HBsAb 阳性提示机体对乙肝病毒有一定程度的免疫力，这项指标用于判断人体是否康复或是否对 HBV 有抵抗力。HBsAb 一般在发病后 3～6 个月才出现，可持续多年。乙肝疫苗接种者，若仅此项阳性，应视为乙肝疫苗接种后正常现象；感染乙肝病毒后依靠自身免疫力清除乙肝病毒的人，体内也会产生 HBsAb，这是一种好现象。

乙肝病毒 e 抗原（HBeAg）：HBeAg 是乙肝病毒 DNA 某一段基因的终产物，看到 HBeAg 阳性，则说明各种 DNA 复制所需要的蛋白已经产生了，为病毒复制的标志，表明乙肝处于活动期，并有较强的传染性。临床参考价值：HBeAg 持续阳性 3 个月以上有慢性化倾向，表明肝细胞受损较重，容易转为慢性乙肝。孕妇 HBeAg 阳性可引起垂直传播，致 90% 以上的新生儿呈 HBeAg 阳性。

乙肝病毒 e 抗体（HBeAb）：HBeAb 阳性意味着大部分乙肝病毒被消除，复制减少，传染性降低（并非没有传染性），但它变成阳性的过程中常伴随着肝功能异常，其实是免疫系统在肝脏清除乙肝病毒时造成的肝细胞损伤。慢性活动性肝炎出现 HBeAb 阳性，意味着肝炎仍在活动，会逐步进展为肝硬化。

乙肝病毒核心抗体（HBcAb）：是曾经感染过或正在感染乙肝者都会出现的标志。临床参考价值：核心抗体 IgM 是新近感染或病毒复制的标志，核心抗体 IgG 是感染后就会产生的，即使治愈后还可以存在，是人体曾经感染乙肝病毒的"记录"。

"大三阳"和"小三阳"

所谓"大三阳"是人们对乙肝五项检查中，HBsAg、HBeAg、HBcAb 三项阳性，其他两项阴性的俗称；所谓"小三阳"则是对 HBsAg、HBeAb、HBcAb 阳性，其他两项阴性的俗称。

临床意义：乙肝"大三阳"和"小三阳"是以 HBeAg/ 抗 -HBe 阳性或阴性来区别的，因此，其临床意义与 HBeAg/ 抗 -HBe 阳性或阴性有关。

临床上"大三阳"可见于急性乙肝的早期、慢性乙肝、无症状 HBsAg 携带者和部分肝硬化、肝癌患者。部分慢性感染者随着年龄增长，HBeAg 可自然转阴，慢性乙肝患者 HBeAg 每年自然阴转率约为 25.6%，无症状携带者约为 9.3%。HBeAg 是乙肝病毒核心抗原的可溶性成分，常与血清乙肝病毒核酸（HBV-DNA）同时存在，是乙肝病毒复制和具有传染性的标志。抗 -HBe 是人体免疫系统针对 HBeAg 所产生的抗体，出现于 HBeAg 转阴以后，抗 -HBe 的出现表明病毒复制减少、传染性下降，患者病情大多趋于稳定。过去认为抗 -HBe 是 HBV

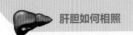

感染恢复或无传染性的指标，但近年来研究发现，抗 -HBe 阳性的血清仍可能有传染性，只是远较 HBeAg 阳性的血清传染性小而已，部分患者病情仍可出现反复。

临床上"小三阳"可见于急性乙肝的早期、慢性乙肝、无症状 HBsAg 携带者和部分肝硬化、肝癌患者。HBeAg 不一定是慢性乙肝活动的标志，抗 -HBe 亦不一定是健康携带者的指标。

与患者病情的关系： 乙肝"大三阳"和"小三阳"与患者的病情无明显的直接关系。单纯从"大三阳"和"小三阳"来分析，并不能说明患者病情的轻重，即肝损害的程度。临床上通过乙肝两对半检查，我们可以了解乙肝病毒在人体内的存在状态及复制情况。"大三阳"相对于"小三阳"来讲，乙肝病毒复制相对更加活跃，传染性相对较强。由于乙肝病毒导致人体肝细胞损伤主要是通过人体复杂的免疫介导机制造成的免疫损伤，而非乙肝病毒直接损害肝细胞，所以乙肝患者病情的轻重与 HBeAg 阳性与否、血液中乙肝病毒含量多少无明显的平行关系。"大三阳"患者可以没有任何肝功能损伤或任何临床表现，而仅表现为乙肝病毒健康携带者；慢性肝炎、肝硬化、肝癌，甚至病情非常严重的重型肝炎患者则可能是"小三阳"。

乙肝两对半检查可以比较准确地判断是否感染乙肝，也可粗略估计病毒复制水平，但该检查对于病情严重程度的评估参考性不大。乙肝患者病情的轻重只有通过患者的临床表现、肝功能、B 超及病理组织学检查等综合分析，才能得出结论，而不能仅根据"大三阳"和"小三阳"来判定。因此，目前不再提倡"大三阳"和"小三阳"这种说法了。

乙肝的危害

感染乙肝病毒的危害很多，概括起来有以下几方面。

传染性：乙肝具有传染性，所以很多人不敢与乙肝患者共同生活。其实，正常的吃饭、社交不会传染乙肝。患者乙肝表面抗原阳性或病毒DNA阳性通常意味着该患者有较强的传染性，但病毒只能通过血液、体液（性）、母婴这三种方式进行传播。

过去我国绝大多数乙肝都是由母亲传给孩子的，在出生第一年感染病毒的80%～90%的婴儿转为慢性感染；6岁前受到感染的30%～50%的儿童转为慢性感染。现在通过及时注射乙肝疫苗、应用抗病毒药物和乙肝免疫球蛋白，可以有效阻断病毒在母婴之间的传播。随着乙肝疫苗的接种，母婴传播的比率逐年下降，目前5岁以下乙肝患者不到人口的1%，反而通过性、吸毒、文身等途径感染者增多。

慢性肝炎：病毒在肝脏内复制活动，人体免疫系统就会发动"一场战役"来清除病毒，但清除的过程会"伤敌一千自损八百"，即所谓肝炎。轻者没有症状；稍微严重一点可以有食欲差、转氨酶升高等表现；严重者可有黄疸；最严重的情况是由急性肝炎引起的急性重型肝炎。

肝硬化：由于慢性病程，病毒性肝炎反复发作，肝炎后肝脏会自我修复、再生，但由于病毒性肝炎破坏肝脏较严重，肝脏不能完全修复成原来的样子，修复后留下了纤维"瘢痕"，导致肝脏纤维化。随着时间的推移，肝脏由纤维化逐渐变为肝硬化，肝脏内部结构受到严重破坏，发生不可逆的改变。慢性感染的成年人中，20%～30%会发展为肝硬化。

一旦肝脏从慢性肝炎进展为硬化就很麻烦，首先肝硬化不可逆，肝功能也在逐步变差，患者会出现肝硬化的一系列并发症，如门静脉高压导致的上消化道出血、腹水、脾大、脾功能亢进、自发性腹膜

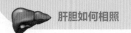

炎，以及肝功能损害导致的黄疸、凝血功能障碍、肝性脑病、肝肾综合征等问题。硬化的肝脏很脆弱，很可能在某次肝炎发作或肝损伤较严重时发展为致命性的肝衰竭。

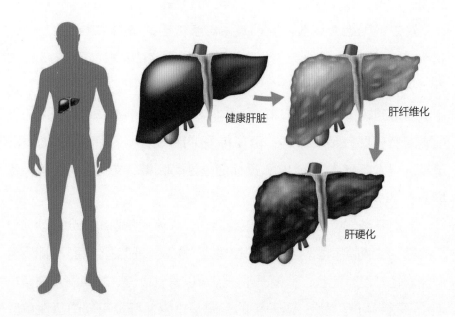

肝癌：肝癌号称癌中之王，具有发病隐匿、进展快的特点，缺乏有效治疗药物或手段，五年生存率非常低。乙肝病毒感染是患肝癌的高危因素，除了慢性肝炎导致的肝硬化是肝癌的温床，乙肝病毒直接整合到肝细胞 DNA 中导致癌基因突变也是肝癌发生的直接原因。

乙肝患者不一定按顺序经历肝炎—肝硬化—肝癌这三个阶段，很多肝癌发生在没有肝硬化症状的患者身上。临床上可以见到不少肝癌患者，知道自己有乙肝，定期体检，乙肝病毒控制得也很好，肝功能也正常，但突然就在某次体检中发现肝脏有占位性病变，甲胎蛋白也逐渐升高，最终发现原来是肝癌。

最令人惋惜的是一些患者其实知道自己有乙肝，却不知道乙肝是肝癌的高危因素，从来没有进行正规或针对性的体检，最终因为消瘦、黄疸就诊时，往往已经是肝癌晚期，基本失去了治疗机会。

乙肝本身平时很少产生明显的症状，肝脏又是一个比较"坚强"的器官，所以乙肝的治疗难以得到人们的重视。乙肝病毒正是用这种温水煮青蛙的方式一点点蚕食肝脏功能或者种下癌症的种子。

因为乙肝病毒会躲藏在肝细胞中"伺机而动"，所以人感染乙肝病毒后，即使血液中的乙肝病毒被清除，还是存在复发、肝功能损害和癌变的风险。因此即使用了抗病毒药物后血液中已检测不到乙肝病毒DNA，并不代表就没有危害了，仍然需要继续使用抗病毒药物并且定期复查肝功能、肿瘤标志物、肝脏影像学等。

解读肝功能

说到肝功能检查，很多人的第一反应就是转氨酶，这样的观念是不对的。肝功能检查的种类很多，转氨酶只是反映肝细胞损伤的一种指标，要准确评估肝功能需要更多指标综合分析。

肝脏是人体内最大的实质性腺体器官，最主要的功能是物质代谢，统筹管理我们吸收的营养物质，包括蛋白质、氨基酸、糖、脂类、维生素、激素等。反映肝脏代谢功能的指标称为肝功能指标，医生判断肝功能常用的指标有转氨酶、胆红素、白蛋白、凝血功能等。

转氨酶

最常听说的转氨酶主要指谷丙转氨酶（ALT）、谷草转氨酶（AST）、碱性磷酸酶（ALP）、γ-谷氨酰转肽酶（γ-GGT）。它们是肝细胞中

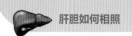

的一些特殊的酶，正常情况下这些酶在肝细胞内，是不会跑出来的，当肝细胞受损或者坏死时，这些酶会跑到血液中，可以被检测到。通过检测这些酶就可以反映肝细胞损伤坏死的情况，比如慢性乙肝、脂肪肝等都会出现转氨酶升高。因此转氨酶是肝细胞损伤的一种指标，不反映肝脏代谢功能，因此转氨酶高不高与肝功能好不好没多大关系。

对于健康人来说，转氨酶水平在正常范围内升高或降低，并不意味着肝脏出了问题，因为转氨酶非常敏感，健康人在一天之内的不同时间检查，转氨酶水平都有可能产生波动。健康人的转氨酶水平也有可能暂时超出正常范围。剧烈运动、过于劳累或者近期吃过于油腻的食物，都可能使转氨酶暂时偏高。乙肝患者更不应掉以轻心，乙肝患者转氨酶升高表示肝细胞还在受到破坏。

胆红素

胆红素是肝功能检查里比较容易出问题的指标，是引起黄疸的本质原因。胆红素分为两类，直接胆红素（也称为结合胆红素）和间接胆红素（也称为非结合胆红素），两种胆红素加在一起就是化验单里面的总胆红素。这两种胆红素可以说是"父子"关系。血液中每天都有一定数量的红细胞被破坏，这些红细胞能够释放间接胆红素。正常的肝脏每天都在吸收这些间接胆红素，并将它转变为直接胆红素，成为胆汁中的成分之一。胆红素升高常见于肝炎、肝硬化、胆总管结石、胆管癌等导致胆管堵塞的疾病。除了肝胆疾病受损之外，红细胞破坏过多也是胆红素升高的常见原因之一，比如小儿黄疸。

白蛋白

白蛋白是血浆的重要成分，具有很多重要的生理功能，也是一项反映肝功能的重要指标。在慢性肝病的早期，该项指标很少出现异常，低蛋白常见于肝硬化患者。血液中的白蛋白主要是肝脏是合成的，当肝脏这个"化工厂"原料不足或受损时，白蛋白就没有办法合成了。肝病患者到后期都会出现人血白蛋白下降，主要原因是肝脏合成功能下降，"化工厂停工"，白蛋白合成减少，组织容易水肿、愈合能力变差，很多晚期肝病患者存在顽固的低蛋白血症，治疗起来非常棘手。

凝血功能

人体发挥凝血作用的凝血酶原主要依靠肝脏合成，一般的慢性肝病患者凝血功能较少出现异常，如果凝血功能已经变差，说明病情已经比较严重，常见于急慢性肝衰竭、肝硬化失代偿期。

抗病毒是乙肝治疗的核心

乙肝是病毒感染引起的疾病，治疗的基础就是抗病毒治疗。虽然说要预防乙肝的并发症——肝癌和肝硬化，但目前也只能通过抗病毒治疗才可能控制乙肝病情进展，进而达到抗纤维化和抗癌的目的。

大家首先要明确一点，乙肝是完全可以预防，也是可以有效治疗的，现在已有安全、成熟的抗乙肝病毒药物，绝大多数慢性乙肝患者通过正规治疗，能使病情得到改善或延缓疾病进展，有少数可以彻底治愈，约三成患者可以基本治愈。

对于使用核苷类似物治疗的乙肝患者来说，乙肝治疗是一个长期过程，需要长期服药来控制病情，并且需要患者定期复查来监控病情。

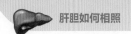

什么情况要吃抗病毒药

乙肝病毒慢性感染后，病毒在体内不是一直复制破坏肝脏，它们可能处于静止状态，也可能处于活动状态，因此不是所有乙肝表面抗原阳性的患者都需要抗病毒治疗，是否需要进行抗病毒治疗主要根据患者病情和病毒在体内的活动情况而定。

通常来说 DNA 阳性＋肝功能异常者需要治疗 [即血液中能检测到乙肝病毒 DNA（HBV-DNA），合并肝功能异常就应该进行抗病毒治疗]。我国乙肝防治指南建议"大三阳"患者（HBeAg 阳性者），如果 HBV-DNA 持续阳性，且 HBV-DNA ≥ 1×10^5 拷贝／毫升（相当于 20000 国际单位／毫升），ALT ≥ 2 倍的正常值上限，应该使用干扰素或核苷类似物进行抗病毒治疗。如果采用干扰素进行抗病毒治疗，患者肝功能不能太差，ALT 应＜ 10 倍正常值上限，血清总胆红素应＜ 2 倍正常值上限。

类似地，对于"小三阳"患者，如果 HBV-DNA 持续阳性，且 HBV-DNA ≥ 1×10^4 拷贝／毫升（相当于 2000 国际单位／毫升），ALT 超过 2 倍正常值上限，也应该使用干扰素或核苷（酸）类似物进行抗病毒治疗。

有的患者转氨酶异常，但未达到 2 倍正常值上限，可评估肝脏硬化情况（必要时进行肝穿刺检查），如果肝组织有中度及以上的炎症或纤维化，说明肝炎还是在活动，只是水平较低，这种情况也应进行抗病毒治疗，尤其年龄已经超过 40 岁的患者。

人体的免疫系统在攻击感染乙肝病毒的肝细胞，此时不可避免地会伴随着转氨酶的升高。对于这种情况不必过于担心，医生会根据患者肝功能的各项指标来综合判断、预测疗效。

抗病毒药需要长期吃吗

"一直吃抗病毒药，什么时候才能停啊"，医生经常会听到患者类似的抱怨，有些患者甚至因此对乙肝治疗失去了耐心。核苷类似物是抗乙肝病毒的重要治疗药物，它的优点是能够较快抑制病毒，改善病情，同时服用方便，容易被患者接受。不过核苷类似物也有突出的缺点，就是停药后复发率高，需要长期用药。

权威指南已明确指出，慢性乙肝治疗的理想终点是清除乙肝表面抗原（HBsAg），即临床治愈，也就是说乙肝表面抗原（HBsAg）消失后是可以考虑停药的。大量研究结果证实，实现这一终点的患者肝硬化、肝癌的风险低，疾病长期缓解。但要使HBsAg消失是有条件的：首先，治疗及时，如果治疗比较晚，已经发展到肝硬化阶段，则需终身抗病毒治疗；其次，要遵医嘱按时检查，如果治治停停，经常中断治疗，会造成病毒耐药，乙肝表面抗原消失的目标就更难达到。

还有一种情况，就是实现持久的乙肝病毒e抗原（HBeAg）血清学转换，这样的疗效也能帮助疾病长期缓解，实现安全停药，还可以诱导HBsAg清除。

在达到一定疗效后，建议患者在医生的指导下停药，停药后仍应定期去医院检查以监测病情。

需要说明的是，即使按指南推荐停用抗病毒药物后，乙肝仍有复发的风险。目前乙肝治疗只能是控制乙肝病情的进展，还没有达到彻底治愈的效果。HBV共价闭合环状DNA（cccDNA）的存在是HBV持续感染而难以根治的重要因素，目前的抗病毒药物仅能有效抑制外周血中的HBV-DNA，而对细胞核内的cccDNA无效，只能等待其慢慢消亡。研究显示，即使治疗后乙肝表面抗原（HBsAg）消失，大约80%的患者肝内仍可检出cccDNA。因此即使按标准停药，仍有复发风险，

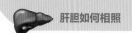

还须进行长期随访监测。

过去一些指南曾经推荐过一些停药标准，但在临床实践中，发现那些治疗时间短的患者即使按照标准停药，还是出现了乙肝复发，因此推荐的用药时间变得越来越长。我们国家最新指南建议抗病毒治疗总疗程应在两年以上，只有达到这样的标准以后，患者才可以考虑停药。但指南会根据认识和实践不断更新，即使达到了所谓"停药标准"，不少专家还是推荐尽量延长疗程以防止停药复发，这说明目前的专家对以前这些停药标准还是不放心，毕竟停药后复发的风险和代价都太高。

慢性乙肝长期抗病毒治疗的停药时机尚有争议，依据数学模型计算结果显示，完全清除肝内 cccDNA 须抗病毒治疗 14.5 年，指南也特别提到延长治疗可降低复发风险，既是考虑到复发风险大，也是为了完全清除病毒，在条件允许的情况下建议患者进行长期的抗病毒治疗。

乙肝肝硬化失代偿期患者进行肝移植，理论上术后乙肝被彻底治愈（换上了新肝，去除了乙肝病毒的"老巢"，抗病毒治疗后尚会残存的 cccDNA 连同肝脏一起被移出体外）。但抗病毒药还是要终身服用，一方面是因为术后要使用免疫抑制剂，免疫力低的情况下乙肝容易复发；另一方面是因为乙肝病毒可能还以非常微量的形式存在于血液中，机会合适时有可能再次造成新肝感染。所以术前有乙肝的患者即使做了肝移植，还是要继续服用抗病毒药物。

护肝药需要长期吃吗

有些患者迷信护肝药，在乙肝控制后还希望吃护肝药来保护肝脏。所谓保肝药、护肝药只是辅助用药，其中的成分有的是细胞膜的组成成分，有的是对抗炎症的药物，或者是对抗细胞膜损伤因素的药物，主要是通过修复或保护损坏的肝细胞起作用，并没有保护肝脏不受病毒损害的作用。这些保肝药、护肝药在肝炎发作的时候，或者说转氨酶升高的时候可能会起到作用，但对于乙肝这种慢性病，并不能起到实质性的治疗和控制病情进展的作用。

在抗病毒药物还没有出现的年代，全世界的肝病医生就是用保肝药来治疗乙肝，但从未阻止肝硬化、肝癌的出现。针对乙肝病毒的抗病毒药物（干扰素、口服核苷类似物）出现后，才真正延缓了乙肝患者的疾病进展，降低了肝硬化、肝癌的发生概率。保肝药只是肝功能不正常时的辅助用药，不是根本治疗药物，所以对于需要抗病毒治疗的乙肝患者来说，只有长期抗病毒治疗才是关键。

如何预防乙肝

乙肝是一种传染性疾病，关于乙肝病毒是如何传播的，大家恐怕并不能说清楚，反而还会因为害怕产生各种担忧。

餐馆吃饭会传染乙肝吗

生活中总是可以听到类似的说法："别总在外面吃饭，容易染上乙肝"或者"唉，我经常在外面吃饭，为了不被传染，我要再去注射一次乙肝疫苗"。

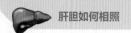

乙肝病毒的传播途径有血液传播、体液传播、母婴传播三种。可以这样假设一下，某位乙肝病毒携带者，恰巧他体内病毒含量很高，口腔黏膜也刚好有破损，乙肝病毒通过口腔黏膜的破损处留在了餐具上，而恰好这位乙肝病毒携带者刚用过的餐具没有经过消毒就被另一位就餐者使用了，而这位就餐者体内并没有抗体，且今天不幸口腔又有伤口，那么这位就餐者理论上有可能被传染乙肝。也就是说，在餐馆吃饭进而传染乙肝，首先要有各种小概率事件叠加在一起同时发生，其次进入体内的病毒需要达到一定量，而如果共用餐具的人体内有乙肝抗体，那几乎是不可能传染乙肝。

最后再给大家吃一颗定心丸，还记得吗，绝大多数成年人感染乙肝后，可以将乙肝病毒完全清除，并获得抗体。成年人即使意外接触乙肝病毒，也只有 5%～10% 会发展为慢性肝炎，如果曾接种过乙肝疫苗且体内有抗体，那么对于乙肝病毒的抵抗力就会更强。

总而言之，一起吃饭、办公、居住、蚊虫叮咬几乎不可能传染乙肝病毒，反而是在不正规的机构打耳洞、文眉、文身、洁牙等更容易感染。

乙肝妈妈能哺乳吗

世界卫生组织认为，母乳是乙肝病毒水平最低、风险最低的安全食品，即使乳汁里可能含有乙肝病毒，但是胎儿的消化道是完整的，有屏障作用，也没那么容易感染乙肝。母婴传播指的是新生儿在生产时感染，占母婴传播的 80%～85%。其实，要想让孩子不被乙肝病毒感染，不必过于纠结自己的乙肝病情，现在预防乙肝的手段和措施已经很健全，关键还是要在新生儿出生后 24 小时内完成乙肝免疫球蛋白和乙肝疫苗的注射，让新生儿获得乙肝抗体。

规范接种的婴幼儿 95% 以上可以获得对于乙肝病毒的抵抗力，仍有少部分婴幼儿发生母婴传播可能与宫内传播有关。

乙肝疫苗那些事

因为绝大多数慢性乙肝都是因为儿童时期感染乙肝病毒导致的，因此 1992 年我国卫生部将乙肝疫苗纳入计划免疫管理，对所有新生儿接种乙肝疫苗，22 年后，2014 年，我国再次对 1～29 岁人群进行了乙型肝炎血清流行病学调查。结果显示，14 岁以下的儿童感染率已经不到 1%，意味着这些儿童度过了发展为慢性乙肝的高危期。

乙肝疫苗如何打： 不论父母是否感染乙肝，在条件允许的情况下新出生的婴儿应于出生后 24 小时内尽早接种乙肝疫苗，若父母感染乙肝，建议生后即刻及出生后 1 个月各注射 1 支高效价乙肝免疫球蛋白。

规范完成 3 针次乙肝疫苗接种的儿童 95% 能产生保护性抗体，但仍有很少部分不能产生保护作用，约 5% 的人群血清中表面抗体滴度为阴性或达不到保护阈值，医学上称为无免疫应答或弱免疫应答者。

为明确有无抵抗力，乙肝疫苗接种完成后应进行乙肝两对半检查，如果发现没有产生乙肝表面抗体（HBsAb），可以根据医生的意见换用灵敏度更高的方法再复查一次。如果真的是无（弱）免疫应答者，应进行相应补种。

若出现无（弱）免疫应答，可尝试以下方法来提高免疫应答水平。

1. **加大接种剂量：** 目前，世界卫生组织推荐的三针剂量都为 10μg，对无（弱）免疫应答者，按 0、1、6、12 个月免疫程序加大基础免疫剂量（每剂 20μg），75% 的无（弱）免疫应答者抗体滴度可达标。每隔两个月给予 20μg 乙肝疫苗，也可收到很好的效果。

2. **增加疫苗免疫次数：** 对乙肝疫苗无应答，且非乙肝病毒感染者

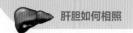

进行一次或数次的加强免疫是有效的，可以采用 0、1、2、12 方案或 0、1、6、12 方案。

3. 换种方法： 如变更接种途径，常规肌内接种无应答者，可改用皮内多次接种法。由于个体遗传因素，有时改变疫苗种类、疫苗组分或佐剂，可以提高疫苗的免疫效果，或者还可以考虑更换一个厂家的疫苗。

成人要补种乙肝疫苗吗： 乙肝疫苗接种对象主要包括新生儿、婴幼儿、15 岁以下未免疫人群和其他乙肝感染高危人群中的易感者。但有人说，有效保护时间是 3 ~ 5 年，超过时间了要补打，否则容易感染。

其实这个说法有点过头，首先，乙肝疫苗保护时间并非这么短，理论上可终身保护，若不确定是否有保护性抗体，可以查乙肝两对半明确。其次，成人感染乙肝本身清除率就较高，不必过于担心。若有明确的疫苗接种史，复查有抗体，成年人一般情况下没有必要再次接种乙肝疫苗，除非有感染的高危因素。

打过乙肝疫苗，没有产生保护性抗体或者抗体水平不高，需要及时打乙肝疫苗加强针，其他乙肝感染高危人群包括：医护人员、经常接触血液或分泌物的人员、托幼机构工作人员、乙肝患者和乙肝病毒携带者的配偶、家庭成员或密切接触者以及器官移植受者、经常接受输血或血制品者、免疫功能低下者、易发生外伤者、性乱或多性伴者、静脉内注射毒品者等。

成人乙肝疫苗接种时间，可按 0、1、6 个月 3 次注射即可。"0"指接种第 1 针的起始时间；"1"为间隔 1 个月接种第 2 针；"6"指第 1 针后的第 6 个月打第 3 针；也可以按 0、1、2 个月 3 次注射乙肝疫苗，等三针接种完毕 1 个月后，需要及时检测抗体的水平是否达标，要是没有达标需要打乙肝疫苗加强针。

你了解乙肝免疫球蛋白吗

所谓乙肝免疫球蛋白（hepatitis B immune globulin，HBIg），就是从健康人血液中提取出来"现成的"对乙肝病毒具有对抗性的抗体，对于乙肝病毒的预防有一定作用，例如乙肝阳性产妇的新生儿出生后可以使用适量乙肝免疫球蛋白，降低感染风险。

乙肝免疫球蛋白的作用有限，不可代替抗病毒治疗，也不可代替乙肝疫苗，孕期也没有必要打乙肝免疫球蛋白来预防宫内感染。有研究表明，在孕期注射乙肝免疫球蛋白并不能降低体内乙肝病毒的含量，靠补充外源性抗体实在是杯水车薪，而且乙肝免疫球蛋白会随着时间的推移在体内逐渐降解，最重要的是乙肝免疫球蛋白不能进入胎盘保护宫内胎儿。因此，对于母亲乙肝阳性，要预防母婴传播，关键是抗病毒治疗和出生后接种乙肝疫苗。如需要，新生儿出生时注射100U或200U乙肝免疫球蛋白即可，之后无特殊情况即无须再注射。

意外接触乙肝病毒怎么办

要是以前从未接种过乙肝疫苗，应在24小时内及时注射乙肝免疫球蛋白，以有效中和乙肝病毒，一周后再接种三针乙肝疫苗。要是以前接种过乙肝疫苗，并有保护性抗体，也要及时检查乙肝抗体的滴度，根据乙肝抗体水平来判断是否需要打乙肝疫苗。要是乙肝疫苗抗体滴度 > 10mIU/ml，则暂时不必打乙肝疫苗；要是乙肝抗体滴度 < 10mIU/ml，则要打乙肝疫苗加强针；如果初次免疫无应答者应尽早注射乙肝免疫球蛋白和乙肝疫苗各1针。

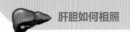

给慢性乙型肝炎患者的建议

理性建立治疗目标

绝大多数慢性乙型肝炎患者通过治疗能使病情得到彻底控制，或使病情进展速度减慢。目前乙肝治疗的水平无法彻底消灭乙肝病毒，尤其是隐藏在肝细胞内的乙肝病毒 cccDNA。一旦您看到有人宣传其销售的产品可以"彻底消灭乙肝病毒"，请千万保持理智，不要上当受骗。

慢性乙型肝炎抗病毒治疗的根本目的在于持久抑制乙肝病毒的复制，延缓疾病进展，减少甚至避免肝硬化和肝癌及其并发症的发生，让乙肝患者有较好的生活和生存质量，最终不因慢性乙型肝炎而影响患者寿命。

"最大程度地长期抑制 HBV 复制，减轻肝细胞炎性坏死及肝纤维化，延缓和减少肝功能衰竭、肝硬化失代偿、肝细胞癌及其他并发症的发生，从而改善生活质量和延长生存时间。"这句话引用自 2005年、2010 年和 2015 年《中国慢性乙型肝炎防治指南》，国际各大指南均对慢性乙型肝炎患者治疗的目标进行过相同的阐述。

从慢性乙型肝炎治疗目标的表述看来，我们应该树立这样的观念：现在还没有能够根治乙肝病毒的药物，所以治疗乙肝的目标是延缓肝病的进展，改善生活质量和延长生存时间，而实现这一目标，目前最有效的手段就是长期使用抗病毒药物来抑制乙肝病毒的复制，期待根治性药物研发的突破。

基本目标： 检测不到乙肝病毒 DNA 以及 HBeAg 阳性患者获得血清学转换，肝功能恢复正常。

中期目标：控制肝纤维化，甚至逆转轻度肝硬化。

最终目标：预防肝细胞癌的发生，延长患者生存期，减少肝脏失代偿，提高患者的生活质量。

生活中的注意事项

通常来说肝硬化、肝癌、肝衰竭者多是中老年人，经历慢性乙型肝炎—肝硬化—肝癌这样一个缓慢渐进的过程，但在临床中，遇到年纪轻轻就患巨大肝癌、严重肝硬化、急性肝衰竭的患者时总是让人感慨，为何肝癌、肝硬化、急性肝衰竭会发生在这些年轻人身上呢？

除了他们都有慢性乙型肝炎的背景之外，我还特别留意到，这些年轻的患者往往都是"拼命三郎"，平素忙于工作，疏于自己的健康管理，有的甚至发病前对自己的乙肝病史不清楚，更不用谈定期检查和治疗了。

对于慢性肝炎患者等高危人群来说，戒除烟酒嗜好，建立健康的生活方式很重要。应该避免酒精、黄曲霉毒素、乱服药物、水源污染等各种加重肝损害的因素，减少肝脏的进一步损伤。长期过劳、熬夜加班常常扰乱人体免疫功能，此时肝脏受到乙肝病毒肆意摧残，可能使肝硬化、肝癌提早发生。

如果患有慢性乙型肝炎，平时要定期体检和规范治疗，要养成良好的生活习惯，避免熬夜加班透支身体。

最重要的监测手段

只要是乙肝病毒携带者，无论是否需要接受抗病毒治疗，一定要按医师建议进行复查，这是针对病情最重要的监测手段。很多患者会出现这种情况，医生说："你目前这个情况暂时不需要抗病毒治疗，但

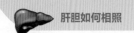

要每年复查。"结果，患者就认为自己虽然患乙肝，但不需要治疗，在心中默认为"没事了"，忽略了医生关于复查的叮嘱。殊不知乙肝病情不是一成不变的，随着身体情况的不同，乙肝病情有可能发生变化，尤其是轻微的转氨酶升高或程度较轻的肝硬化，患者自己是没有感觉的，只能通过定期复查来把握病情，所以千万不要让体内那些伺机发作的乙肝病毒处于"无监管"状态。

必须重视的"小毛病"——脂肪肝

据统计，西方国家 20%～30% 的成年人患有脂肪肝，据最新调查统计，我国脂肪肝的检出率已达 20%，这意味着脂肪肝在我国已成为仅次于病毒性肝炎的第二大肝病。

脂肪肝是一个常见的临床现象，可以由各种原因导致肝细胞内脂质积聚，继而造成肝细胞损伤，是最常见的肝损害类型。每年体检，被查出脂肪肝的大有人在，很多人并不把它当作是病，根本不重视。

脂肪肝的危害超乎想象

多数脂肪肝患者没有症状，这点和慢性肝炎类似，容易让人放松警惕，但损伤持续存在，一旦出现症状，可能就是肝脏功能衰退到已经支撑不了基本的日常运转了。研究显示，酒精性脂肪肝患者若继续饮酒，可发展为酒精性肝炎，持续饮酒者 40% 进展为肝硬化，发生酒精性肝硬化后仍持续饮酒 5 年，死亡率达 85%；非酒精性脂肪肝患者中，若为单纯性脂肪肝，预后相对较好，但若不及时治疗，可发展为脂肪性肝炎，后者 10 年内肝硬化发生率高达 25%。

脂肪肝更多意味着患者不健康的生活方式，其发生与肥胖、高脂血症、糖尿病、高血压等关系密切，这些疾病均为代谢综合征的组成部分，肥胖患者中约 70% 患有脂肪肝。事实上，脂肪肝患者大部分的直接死亡原因不是肝病本身（即便有肝硬化，进展也较慢），而是代谢综合征相关恶性肿瘤、动脉硬化性心脑血管疾病等。因此得了脂肪肝重要的不是担心对肝脏的损害，而是应该重视改变不健康的生活方式。

脂肪肝是怎么回事

正常的肝脏质地红润、有弹性，而脂肪肝则又大、又黄、色泽差、质地脆，外观上呈现一种很不健康的感觉，显微镜下看肝细胞的脂肪空泡变性。脂肪肝程度可轻可重，如果肝内贮脂量占肝重 5% 以上或组织学表现为 30% ~ 50% 以上的肝细胞脂肪变性，即可诊断为脂肪肝。

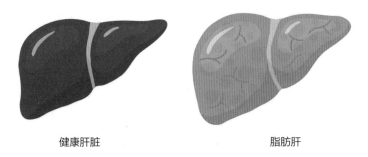

健康肝脏　　　　　　　　脂肪肝

脂肪肝是一种结局，可以导致这种结局的原因很多，由于饮酒引起的脂肪肝特别多，国际上讲脂肪肝分为两大类：酒精性脂肪肝和非酒精性脂肪肝。

酒精性脂肪肝指由酗酒引起的肝脏脂肪变性，俗话说"饮酒伤肝"指的就是酒精性脂肪肝。酒精性脂肪肝是肝损伤的早期表现，此时还

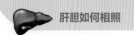

是可逆的，最重要的治疗手段就是戒酒，若继续发展则会形成酒精性肝硬化。

非酒精性脂肪肝的病因多种多样，包括肥胖、糖尿病、营养不良、减肥过快、怀孕和药物等。

哪些人要注意自己有没有脂肪肝

体重超标的人一定要注意自己有没有脂肪肝，尤其是腹型肥胖者。糖尿病患者中一半可发生脂肪肝，其中以成年患者为多。因为成年后患糖尿病的人中有 50% ~ 80% 是肥胖者，而且还是腹型肥胖，脂肪肝既与肥胖程度有关，又与进食脂肪或糖过多有关。肝内脂肪堆积的程度与体重成正比，30% ~ 50% 的肥胖者合并脂肪肝，重度肥胖者脂肪肝发生率高达 61% ~ 94%。肥胖者体重得到控制后，其脂肪浸润亦减少或消失，同时胰岛素抵抗也会得到很好的控制，因此控制体重的好处不止两三处，往往一举多得。

脂肪肝并非肥胖者的"专利"，它的发生与多种因素相关，这也是为什么有些人即便体重正常，也被诊断为脂肪肝。对于这类人群，要了解一下他喝不喝酒、有没有吃损伤肝脏的药物、最近是不是正在减肥，以及是否存在偏食、营养不良等问题。

脂肪肝并不只是中老年人的问题，虽然它多见于中老年人，但很多工作一两年的年轻小伙子随着体重的增加，也出现了脂肪肝。所以不论是否年轻，体重超标一样会得脂肪肝。

脂肪肝可以逆转吗

多数情况下，脂肪肝的治疗不在医院，也不靠医生，主要靠自己。治疗的关键在于去除病因，控制体重，养成健康的生活习惯。例如戒酒、合理饮食、不吃高油高热量的食物、积极锻炼，使体重逐渐恢复到正常水平并长期保持。只要做到以上几点，过一段时间再去做肝脏超声检查就会发现脂肪肝不见了。

自我治疗建议

饮食：脂肪肝与食物之间的关系密切，高脂、高糖和高碳水化合物饮食的人最容易患上脂肪肝，因此治疗脂肪肝的第一步就是改变饮食习惯，避免油腻、高脂、高能量低蛋白的饮食。

适当锻炼：根据身体状况，加强身体锻炼，如散步、打太极拳、游泳等均可，以不疲劳为宜。

减肥：是逆转脂肪肝的好办法，但不可过快，需循序渐进，因为过度节食、过快减肥可能会因为运输脂质的蛋白供应不足，使脂肪代谢出现紊乱，反而加重脂质在肝脏的堆积。

戒酒：酒精在肝脏代谢，饮酒加重肝脏损害，这是人人皆知的，但知易行难，很多人无法做好，不论之前是否嗜酒，想要逆转脂肪肝，请远离酒精。

勿乱用药：对宣传可以治疗脂肪肝的保健药品要慎用，多数是虚假宣传。药物多数要经过肝脏代谢，乱用来源不明的药物势必加重肝脏负担。若转氨酶水平一直居高不下，则需要在医生的指导下合理应用药物治疗。

面对脂肪肝切忌放任不管，也不必过分担心，只要及早干预，纠正不良的生活方式，一般都能重新回到健康状态。治疗脂肪肝并不困难，困难的是患者是否有这份决心改变生活习惯。

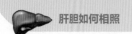
胆囊炎，多是石头惹的祸

提到胆囊炎，很多朋友并不陌生，生活中常常听到有人因为得了胆囊炎而不得不切除胆囊。然而，令很多人不理解的是，肚子里的胆囊好端端的怎么会发炎呢？胆囊炎一定要做手术吗？

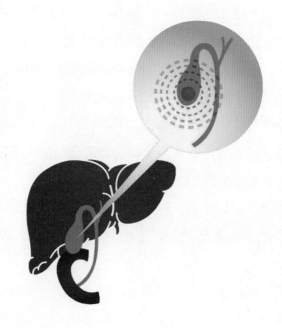

石头导致胆囊发炎

95% 的胆囊炎都是由于胆囊结石引起的，称为结石性胆囊炎。当蠕动的胆囊将结石推动到胆囊颈附近时，结石便嵌顿在这个十分狭窄的地方，阻塞了胆汁流出的通道，导致胆汁在胆囊中被过度浓缩。一方面，高浓度的胆汁酸对人体有明显的毒性，刺激胆囊黏膜产生炎症甚至坏死；另一方面，肠道中的细菌可逆行而上，进入胆囊。在正常情况下，胆囊中的胆汁可以顺畅地经管道排入小肠，冲刷的作用让细菌难以在胆囊中繁殖，但当结石阻塞了胆管，胆汁不能顺畅流出，胆汁在胆囊中变成了"一潭死水"，要不了多久胆囊就会出现炎症。

胆囊炎的主要症状是疼痛，饱餐可以诱发疼痛，特别是吃了油腻食物的时候，因为油脂可以刺激胆囊的收缩和蠕动，严重时导致痉挛，引起剧痛。胆囊炎疼痛的部位多在右侧腹部靠上，有时候会放射到右肩膀、后肩背右侧。

在经历了急性炎症之后，如果胆囊炎反复发作，会使胆囊与周围组织粘连，并逐渐瘢痕化，最终导致胆囊萎缩，完全失去功能，此时病情已进入慢性阶段，称为慢性胆囊炎。

胆结石从何而来

胆汁是用来帮助消化食物的，由肝脏持续产生，进入胆道系统分泌到消化道中，含有多种成分，例如水、胆盐、胆固醇、胆色素、磷脂等。正常情况下，这些成分以一定比例混合，均匀溶解于胆汁中。但在胆汁成分比例失调时，就容易出现其中的一些成分不溶解、发生沉淀，逐渐形成结石。

胆结石形成的原因非常复杂，长在胆囊里就叫胆囊结石，长在胆管里就叫胆管结石，胆管结石又可以分肝内胆管结石和肝外胆管结石，疾病特点和治疗方式均有所不同。

人每天分泌的胆汁有 800 ~ 1200ml，生理情况下不吃东西的时候，肝脏分泌的胆汁先进入胆囊，被储蓄并浓缩起来，进食时胆囊再将存储的胆汁分泌到小肠参与脂肪的消化。

一方面，正是因为胆囊有浓缩胆汁的功能，随着水分不断被吸收，胆汁变得浓稠、容易诱发胆固醇析出，所以胆囊是胆结石最常见的部位。

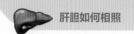

另一方面，胆囊结石发生也与体质有关，胆囊结石好发于40多岁的肥胖女性。结石的发生还与体内激素的改变、生活及饮食习惯、遗传、种族等因素相关。

小结石引发的大麻烦

45岁陈阿姨在体检时发现胆管内有泥沙样小结石，由于平时没有不舒服的情况，加上陈阿姨认为小结石而已，不治疗也没关系，就把这事给搁在一边了。没想到大年三十那天晚饭后，陈阿姨突然出现了剧烈的上腹痛，疼痛一直不能缓解，到医院一查竟是急性胰腺炎。事后分析原来是这些结石堵塞了胆管和胰管汇合部，导致胰液排出不畅引发急性胰腺炎。

胆囊结石有大有小，有单发，有多发，也会逐渐变大。大部分胆囊结石有一定的活动范围，会随着体位变化而移动，胆囊结石有可能在体位变化时经胆囊管掉进胆总管。

不大不小的结石（直径0.5～0.8cm）容易卡在胆囊管内，引起急性胆囊炎；大一些的结石无法进入胆囊管，如果在胆囊里面"不闹事"，患者一般较少有感觉；小一些的石头则易掉到胆管里，引起更麻烦的并发症——胆管炎、胰腺炎。

胆管炎和胰腺炎是两个比胆囊结石本身严重很多的疾病。结石越小，掉到胆总管的机会越大，特别是泥沙样胆囊结石。结石掉入了胆总管，造成胆总管堵塞，就像有渣块堵住了洗手池的下水道，水下不去就会滋生细菌，导致腹痛、黄疸、感染甚至休克等。

若石头掉进下水道，还堵住了邻居的水管，那情况将会更糟糕。胰腺的胰管与胆总管共用一个开口（肝胰壶腹），石头若把这个开口堵了，胰液无法排出，则诱发胰腺炎，这是一种可导致死亡的严重疾病，陈阿姨就是这种情况。

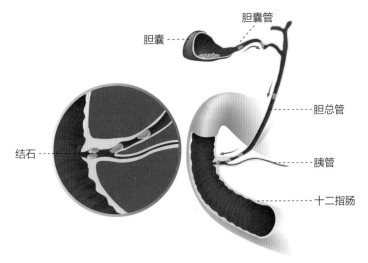

如何治疗胆囊结石

有症状的胆囊结石：并不是所有胆囊结石都会有明显的胆绞痛症状，很多人是在体检时发现结石的，而在之前并没有任何症状，或只有轻微的消化不良、厌油腻。这是因为胆囊结石是否引发症状，与结石的形态、大小、个数以及是否堵塞胆囊出口关系密切。

如果结石诱发了胆囊炎，那么想要它继续"安分守己"地待在胆囊恐怕很难，即使保守治疗好转后也可能再次发作，反复发作则会形成慢性胆囊炎，这是胆囊癌的高危因素。因此面对有症状的胆囊结石，如果没有特殊禁忌，医生都会建议患者手术处理。

没有症状的胆囊结石：医学界关于胆囊结石的治疗，目前还存在争议，但大多认为有症状或合并并发症的胆囊结石建议手术治疗；没有症状的胆囊结石应视情况而定；无症状的胆囊结石一般不需积极手术治疗，可观察和随诊。通常认为有以下情况者可以或建议手术治疗。

①结石直径 ≥ 3cm。

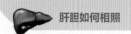

②恰好需要做其他开腹手术。

③伴有较大的胆囊息肉（需要排除进展为胆囊癌的可能）。

④胆囊壁出现增厚（需要排除进展为胆囊癌的可能）。

⑤胆囊壁钙化或瓷性胆囊（胆囊已经没有存储和释放胆汁的功能）。

⑥儿童胆囊结石。

⑦合并糖尿病（一旦出现并发症处理起来比较棘手）。

⑧有心肺功能障碍（一旦出现并发症处理起来比较棘手，建议病情稳定时处理）。

⑨边远或交通不发达地区、野外工作人员等（预防胆绞痛症状发作）。

⑩发现胆囊结石10年以上。

患者存在以上情况，如果不早期干预，一旦发病后再处理就比较棘手，因此建议在时机合适时提前处理。患者如果不存在以上情况，则不必过于担心，根据情况每半年至一年复查一次即可。

手术切除胆囊安全吗

胆囊切除是治疗胆囊结石的有效方法，目前国内外广泛开展的手术方式是腹腔镜胆囊切除术，术后恢复快，术后当天就能下地，第二三天就能出院，早已取代了传统的开腹胆囊切除术。但很多患者还是会纠结，怎么一个小小的胆囊结石就要手术切除整个胆囊，不能只取出石头而保留胆囊吗，为什么不采用保胆手术？

首先，保胆手术更复杂，需要将胆囊切开、取石、缝合，过程复杂，还可能导致胆汁漏入腹腔。另外，如果胆囊结石是泥沙样的，用切开取石的方法很难取尽胆囊结石，导致结石残留。相比之下，腹腔镜胆囊切除术效果更为稳定、技术更为成熟。

其次，早期治疗胆囊结石采用保胆手术，但因术后胆囊结石复发率高、治疗效果不彻底而被淘汰，如今这个问题依然没有得到很好的解决。

最后，保胆手术有严格的手术适应证（胆囊功能好、胆囊单发结石），而且不能处理有恶变倾向的胆囊息肉。

胆囊结石应该避免的治疗

医学界对于排石、碎石、溶石等疗法治疗胆结石的评价是"这些疗法危险性大，效果不肯定，无发展和使用前途"，给出的是否定的态度。

只有在少部分以胆固醇为主要成分的结石中，溶石可能有一定效果，但口服药物要比较长时间才能起效。碎石、排石就更不靠谱了，胆囊结石和肾结石不一样，肾结石所处的环境是泌尿道，其构造与胆道不同，不存在堵塞"邻居下水道的问题"，所以会有排石、碎石等治疗方法；胆道系统却不一样，胆囊结石所处的环境是一条出口狭窄的"路"，容易造成阻塞，出口还是公用的，排不出的石头可能堵塞胰液的出口，所以胆囊结石既不能排，也不能碎（最佳方法是胆囊切除）。

临床上能遇到不少自行排石结果导致并发症的患者，因此不要盲目服用排石药物，以免带来严重的胆道和胰腺并发症。

胆囊切除对健康的影响大吗

胆囊的功能很纯粹，就是存储和浓缩胆汁，但胆囊干的这份工作不是什么好差事，经常因为产生结石而惹出不少麻烦。很多人不愿意手术，一是觉得结石是小毛病，二是担心切除胆囊对健康有影响。

胆囊是有生理功能的，能保留当然要保留，但有些患者为什么要

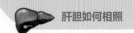

切除胆囊，那肯定就是胆囊出现了问题，不得已要切除，比如胆囊结石、胆囊炎、胆囊息肉恶变等情况。

目前绝大多数的胆囊切除都是因为胆囊结石，一些没有症状的胆囊结石可根据具体情况选择观察，但大部分有症状或发生过胆囊炎的患者最好还是选择切除胆囊，断绝胆囊结石诱发胆囊炎的后患，因为首次胆绞痛出现后，约70%的患者一年内会再发作。

胆囊切除的近期影响：胆囊是浓缩和存储胆汁的，胆汁是用来辅助脂肪消化的，胆囊切除术后短期进食高脂食物容易出现腹泻，因为此时胆汁不是浓缩的，进餐时间内所分泌的胆汁相对不足，导致脂肪未充分消化而引起腹泻。但不用太担心，不是所有人都会发生，而且一般经过1年，多数患者的腹泻可以通过自身调节而消失。胆囊起到调节胆汁分泌的作用，胆囊切除以后，它的作用可以由胆总管代替，一般不存在作用缺失的问题。其他例如餐后有些许饱胀感、胃口差等不适症状在1个月左右会逐步消失。当然也有少数患者反映术后几个月偶尔会出现右上腹部针刺样感觉，这可能和胆囊床和腹壁或肠管的轻微粘连牵拉有关，毕竟肚子里动过手术，术后感觉可能和正常人不太一样，要逐步适应手术后的生活。

胆囊切除的远期影响：行胆囊切除术患者术后的长期随访发现，其生活质量是明显提高的，胆囊结石患者可以免除胆囊炎、胆囊结石转化为胆管结石等后患，胆囊多发性息肉或大息肉患者可以去除转化为胆囊癌的隐忧。

有人说胆囊切除后会增加大肠癌的发病风险，但这点还没有得到有力的证据支持，如果对这个问题存在担心，还是应该做肠镜检查。

总的来说，健康的胆囊对于人体来说是个好东西，但如果胆囊出现了病变，那就"该出手时就出手"，毕竟两害相权取其轻。

胆囊结石可以预防吗

调整生活习惯于胆囊结石的预防具有积极的意义。

饮食要有规律：有规律的进食（一日三餐），使得胆汁得以定时排出，不致过度浓缩，预防结石的形成。

控制体重、合理饮食：肥胖本身更易导致胆囊结石的发生，所以要避免高脂肪、高热量的饮食，保持健康体重。多食用膳食纤维丰富的食物，可以改善胆固醇的代谢，有助于预防结石的形成。

素食者应适当补充卵磷脂：正常人的胆固醇与胆盐、卵磷脂以一定的比例混合，呈微胶粒状悬浮在胆汁中，当这一比例被破坏，容易形成胆结石。一些素食者摄入卵磷脂不足，且素食中过多的膳食纤维妨碍了胆汁酸的重吸收，使胆汁的胆盐浓度下降，此时应适当补充卵磷脂。

适当运动：保持一定的运动量，避免长时间久坐不起，如长时间用电脑、晚饭后长时间看电视等不良生活习惯。

当然也要注意定期检查，针对胆囊结石，超声检查是最有效、最便捷的方法。每年做一次体检可以及时发现胆囊结石或者将要形成胆囊结石的状态。如果有胆固醇结晶、胆汁淤积，此时就应该注意调整饮食和生活习惯了；如果发现结石，就应该请专科医生根据具体情况进行治疗了。

胆囊息肉

现在体检发现胆囊息肉的人越来越多，拿到报告单，看着"胆囊息肉"几个字，心中难免害怕紧张。胆囊息肉是常见病，既不能过于

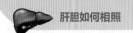

担心，也不能大意，这里给大家详细介绍胆囊息肉是怎么回事，要注意哪些问题。

胆囊息肉到底是什么

息肉本身不痛不痒，人们之所以对息肉有"偏见"，主要是担心息肉恶变。的确，一部分胆囊癌起源于胆囊息肉恶变。但其实超声报告上的"胆囊息肉"或胆囊息肉样变，与真正会发生恶变的息肉还是有差别的。

胆囊息肉或胆囊息肉样变是个笼统称谓，大多数人都是在体检中进行超声检查时发现的，严格意义来说超声报告只能描述"胆囊息肉样病变"，尚不能直接诊断胆囊息肉。所谓"息肉样"，就是说像息肉，而不一定是息肉。这是在影像学检查下的称呼，具体胆囊息肉是好是坏，显微镜下的病理检查才是"金标准"，但临床上通过影像学特点基本可以初步判断良恶性。

胆囊息肉症状如何

胆囊息肉一般症状轻微，甚至无症状。少数患者有上腹部不适，可伴有腹痛，不适或疼痛部位在右上腹或右季肋部，少数可伴有向右肩背放射的疼痛感。息肉位于胆囊颈部可出现胆绞痛，在合并结石时可有胆绞痛发作及急、慢性炎症发作的表现。

常见的胆囊息肉有哪些

临床上最为多见的是胆固醇性息肉和非胆固醇良性息肉，只有极少部分人发现息肉型早期胆囊腺癌。

胆固醇性息肉：超声检查发现的胆囊息肉一半以上都是这种类

型，准确来说这种不是真正的息肉，有人认为是胆固醇结晶在胆囊黏膜表面形成或导致黏膜隆起，没有血供，易脱落，因此又称为假性息肉。目前认为此类息肉是不会癌变的。

胆固醇性息肉有如下特点：多发、易脱落，直径多在 1cm 以内，外观呈桑葚状，脆而易碎，蒂细如棉线，多位于胆囊体部。胆固醇性息肉和饮食有关，高胆固醇饮食或有脂肪肝的患者容易出现胆固醇性息肉。

胆固醇性息肉无须特别处理，建议饮食要规律、要吃早餐、低胆固醇饮食，可试用药物。对于直径 1cm 以下的胆固醇性息肉可以每 6 个月到 1 年定期复查 B 超，观察其大小、形态、数量的变化。

非胆固醇性良性息肉： 又称真性息肉，是指真正从胆囊壁上长出的一块"肉"，包括炎性息肉、胆囊腺瘤、腺肌瘤、腺瘤样增生等。炎性息肉是胆囊结石长期刺激合并慢性胆囊炎形成的；胆囊腺瘤是一种良性肿瘤；腺肌瘤、腺瘤样增生有癌变危险。如果这个息肉有血供，则多为乳头状瘤或腺瘤，有癌变风险。

息肉型早期胆囊腺癌： 有少部分患者在超声上诊断为腺瘤性胆囊息肉，结果术后病理是腺癌，其实这种类型严格意义来讲已经不属于胆囊息肉的范畴了。目前对于混杂在胆囊息肉中的息肉型早期胆囊癌有时仅靠 B 超难以鉴别，必要时要做薄层增强 CT 或 MRI 增强扫描。一旦怀疑此种病变应尽早手术治疗。

癌性息肉的超声特点如下：约 80% 以上直径大于 1cm 且单发；约 70% 位于胆囊颈部；约有一半伴有胆囊结石。

如何大致判断息肉的良恶倾向

在超声检查的描述上通常会有如下信息：单发还是多发、个头有

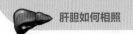

多大、基底是宽还是窄、是否有血液供应等。

多发的、个头小的多属于良性息肉，如胆固醇性息肉。短时间生长迅速的；直径大于 1cm；单发；广基底的；胆囊息肉伴有胆囊壁局部或整体增厚；合并胆囊结石、慢性胆囊炎；超声、CT 及磁共振不除外癌变可能的，从临床经验来看，有这些特征的息肉恶性倾向比较大，通常建议在恶变前手术治疗。

若需要进一步明确息肉的类型和性质，可行增强 CT 或 MRI 增强扫描帮助诊断。恶变倾向大者通常药物治疗效果欠佳，不建议保胆及药物治疗，建议胆囊切除手术。

胆囊息肉患者如何检查和复查

多数情况下，B 超检查能够早期判断胆囊里的是结石还是息肉，对于数量、形态、大小的敏感度甚至高于 CT 和磁共振检查。但要进一步明确息肉的类型和性质，可能就需要薄层增强 CT 或 MRI 增强扫描帮助诊断。诚然，有时靠这些检查也不能 100% 确定，需要医生综合患者情况判断。有时息肉性质不能确定，甚至需要 3 个月复查一次 B 超进行密切观察。

有明确恶性倾向的建议手术切除，一是明确病理诊断，二是阻断了恶变的可能；对于没有恶性倾向的不建议积极手术，应该根据具体情况半年到一年定复查。

胆囊息肉症状如何治疗

和治疗胆囊结石一样，胆囊息肉的治疗很简单，就是将胆囊整个切除。治疗方法虽然简单，但是大多数人其实纠结的还是切不切。

胆囊息肉要不要手术治疗有两方面的考虑，一方面，手术是为了防止癌变或胆囊癌的漏诊，这主要是指非胆固醇性良性息肉和息肉型早期胆囊腺癌。另一方面，若用药不能缓解症状，继发慢性胆囊炎影响正常工作和生活，且可以除外胃病等其他因素引起的，可以考虑胆囊切除术。

对于多发胆固醇性息肉，有些药物可能在一定程度上缓解合并慢性胆囊炎的症状，对于有些直径小于 5mm 的胆固醇结晶或预防新发息肉可能有一些效果，但如果是真性息肉，那吃什么药也不管用，只能切除。

胆囊息肉是常见病，既不能过于担心，也不能大意。

医生建议

存在以下情况的胆囊息肉进展为胆囊癌的风险高，建议手术切除胆囊以绝后患。

★基底宽、不带蒂。

★单发，直径超过 1cm。

★短期内增大或者逐渐增大。

★ 50 岁以后出现。

★合并胆囊结石或胆囊炎。

如果存在这些情况，应注意首先排除癌变的可能性。

凶险的胰腺疾病

我们可能对肝胆较为熟悉，实际上它们两个还有个关系密切的"邻

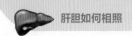

居"——胰腺。胰腺位于腹腔深处腹膜后，在脊柱两侧，具有内分泌和外分泌功能。胰腺的外分泌功能指的是胰腺能分泌含多种消化酶的消化液，这是机体最重要的消化液，可以分解各种蛋白质、脂肪和碳水化合物。胰腺的内分泌功能主要是产生胰岛素（降低血糖）和胰高血糖素（升高血糖），它们共同作用以调节血糖在合理、健康的水平。通常情况下，胰腺的内外分泌功能正常发挥作用，但当胰腺发生病变时，两种功能常常受到影响，比如消化功能和血糖调节出现异常，常见于急、慢性胰腺炎和胰腺肿瘤。

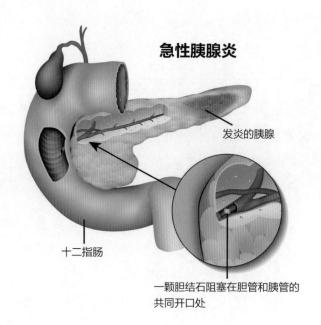

急性胰腺炎

发炎的胰腺

十二指肠

一颗胆结石阻塞在胆管和胰管的共同开口处

要命的胰腺炎

逢年过节，医院就会接诊许多因暴饮暴食而引发急性胰腺炎的患者，其发病多是由于患者过多摄入大鱼大肉和大量饮酒所致。

胰腺炎是如何发生的：胰腺炎的发生与胰酶提前在胰腺内被激活有着直接关系。胰酶常因肠液或胆汁逆流、胰液排出受阻、酒精等而被异常激活。暴饮暴食和胆结石是诱发胰腺炎的两个最常见原因。

1. **暴饮暴食：**在暴饮暴食，特别是大量饮酒后，易诱发急性胰腺炎。除了酒精直接对胰腺的损伤外，大量饮酒会促进胰腺的分泌，使胰液蛋白含量增高，容易形成蛋白栓，堵塞胰管，诱使胰酶提前激活，导致胰腺"自我消化"，继发炎症、坏死、感染、出血等一系列连锁反应。

2. **胆结石：**胆汁的排泄口和胰腺导管开口有一个共用的胆胰壶腹部。胆结石若卡在了这里，会引起胰液排出受阻，胆汁反流到胰管内，导致胰酶提前激活，从而引起胰腺炎。

胰腺炎的特点：胰腺炎在临床上被称为"三要"疾病，即要命、要钱、要时间。要命是形容急性重症胰腺炎发病凶险，短时间内就可能危及生命；要钱是指即使挽救了生命，整个治疗费用也十分高昂；要时间是说即使花费巨大、维持了生命，整个住院治疗的时间也比较长，一旦出现严重并发症，则耗时更长。

胰腺炎的典型症状：上腹部剧烈疼痛是胰腺炎发作的典型症状，约95%的患者表现为上腹或左上腹持续性剧痛或刀割样疼痛，而疼痛常出现在饱餐或饮酒后，同时还常伴有发热、腹胀、恶心、呕吐、吐后疼痛不缓解、因腹痛而蜷曲等症状。如果出现上述不适，就有可能是胰腺炎的症状。暴饮暴食或胆绞痛发作后几小时突然发生剧烈腹痛、呕吐、腹胀、发热，不应简单以为只是饮酒后胃痛，或是自己随便吃点药，应及时到医院就诊。

胰腺炎的治疗和预防：有人觉得自己胃口好、身体好，吃喝就该尽兴，但不得不提醒大家，暴饮暴食会提高胰腺炎的发生风险，尤其是既往有胆道结石的朋友更应该注意。饮酒本是诱发胰腺炎的危险因素，两个诱因叠加在一起更容易导致胰腺炎的发生。胰腺炎治疗起来

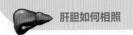

很麻烦，预防却并不难，只要做到避免暴饮暴食、避免大量饮酒就够了。

胰腺囊肿

很多人在体检报告单中发现自己有胰腺囊肿，那什么是胰腺囊肿呢？

什么是胰腺囊肿： 医学上所谓"囊肿"就是一个封闭的"水疱"，如同充了水的气球。囊肿的外壳是由一层层具有分泌功能的细胞排列而成的纤维性囊壁，囊腔内充满清亮无色或淡黄色、无菌、富含蛋白质的液体，称为囊液。囊肿在全身各种组织中均可发生，最常见的是肝脏、肾脏、卵巢，若囊肿长在胰腺则称为胰腺囊肿。

超声发现的"胰腺囊肿"只是个影像学诊断，并不能准确判断它们是良性或是恶性，其实称其为胰腺囊性病变或者胰腺囊性占位更为妥当，因为它从完全的良性病变到恶性的囊腺癌都有可能，这也正是大家担心的地方。

常见的胰腺囊肿有哪些： 胰腺的囊性病变可分为非肿瘤性和肿瘤性两大类，后者也被称为胰腺囊性肿瘤，其中有些囊性肿瘤分泌黏液，部分不分泌黏液。

1. 非肿瘤性囊肿： 顾名思义，这类囊性病变与肿瘤无关，根据囊壁的成分可分为真性和假性囊肿。其中假性囊肿囊壁内没有上皮细胞衬托，多继发于胰腺炎，患者既往有胰腺炎病史或胰腺外伤病史。假性囊肿占全部胰腺囊肿的80%以上。

胰腺的真性囊肿较少见（囊壁上有上皮细胞），可因为先天、胰管外压迫、胰管结石、炎性狭窄等因素形成。

2. 肿瘤性囊肿： 常见的有三种类型，即浆液性囊性肿瘤、黏液性囊性肿瘤和导管内乳头状黏液性囊腺瘤。胰腺囊性肿瘤占胰腺囊性病变的10%～15%。胰腺囊性肿瘤中的良性肿瘤也有恶变的可能，尤其是黏液性囊腺瘤。

发现胰腺囊肿怎么办：其实人们担心的主要是这个囊肿有无危害，因此主要任务也是判断囊肿的性质。虽然体检中偶然发现的胰腺囊肿最终确诊为恶性肿瘤的比例不高，但胰腺囊肿性质良恶性差别很大，因此发现胰腺囊肿不要掉以轻心，还是需要及时到胰腺外科就诊，请有经验的胰腺专业医生帮助分析。

医生通常根据病史（有无外伤或胰腺炎病史）、症状（是否引起疼痛、腹胀等）以及影像学表现、肿瘤标志物是否增高大致判断囊肿的性质。超声发现的胰腺囊肿有时难以判断其良恶性，需做进一步的磁共振检查（增强）以获得更详细的信息。

良性胰腺囊肿有以下特征：较小（直径＜1cm），胰管不扩张、囊壁薄而均一；假性囊肿常有胰腺炎病史可辅助诊断。

恶性胰腺囊肿有以下特征：较大（直径＞3cm）、囊壁厚、不规则强化，可有胰管扩张、肿瘤标志物升高等表现。

若考虑是真性囊肿，如果它不变大、不产生症状，就无须特殊处理，体检时复查即可。若是假性囊肿，对于囊肿并不是很大的患者，不必手术，但最好定期到门诊复查，这主要是看囊肿有无复发、增大，有无胰腺炎再发等。只有当囊肿直径大于5～6cm时，才考虑手术引流。若考虑是肿瘤性囊肿，一般认为无症状的浆液性囊性肿瘤可以观察随访，有恶变可能者主张切除；若无法判断，可以做增强CT或MRI、超声引导下或超声内镜穿刺活检，或在较短时间内复查，根据囊肿变化判断其性质。

食物和健康

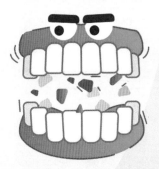

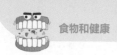

隔夜菜到底能不能吃

随着经济、文化的全球化和国外多元文化的传入，中国人的饮食结构不断在改变，变得丰富多样，那么在当今社会怎样吃才能过得更健康。

在吃饱基本不成问题的年代，食物的选择越来越多，有家常菜，有八大菜系，有西式快餐，有外卖，有地摊小吃，面对美食的诱惑如何吃出健康也是一门大家非常关心的学问。

网络谣言关于吃和健康的说法多如牛毛，如何甄别，做到真正的健康饮食呢？

在"怎么吃才安心"这个问题中，不管是民间说法，还是网络文章，都有提到隔夜菜的危害，提到最多的是隔夜菜致癌的问题。网络上关于隔夜菜的文章，虽有一定道理，但多数不是很科学，一起来梳理一下。

隔夜菜会不会导致食物中毒

隔夜/隔餐的饭菜最令人担心的就是变质，发馊的食物大家肯定都不会吃，但节俭的老人和喜欢偷懒的年轻人，对于那些看似还能吃的食物可能采取相对宽容乐观的态度——偶尔吃点没事。

严格来说，即使没有馊味，在高温潮湿等微生物易生长的条件下，食物在空气中放置一段时间后再吃也是不利于健康的。不新鲜与变质并没有明显的界限，这些食物吃了，轻则腹泻，严重的可导致食物中毒（食物中毒可以由直接摄入大量的细菌引起，也可以由食物中的细菌毒素引起）。长期来看吃不新鲜的食物的确不利于健康。

还是会有人产生这样的疑问，如果把稍微变质但还没有馊味的食物充分加热再吃，是不是就安全了？其实，这恰恰是最容易"中招"的情况。这里要纠正一个常见误区：已经被微生物污染的食物，即使高温加热杀死了全部细菌（达到灭菌效果），但细菌的代谢产物（含各种毒素，它们是食物中毒的元凶）依然会残留在食物，这些代谢产物通常是无法通过加热去除的。

以无处不在的葡萄球菌为例（空气、土壤、水中以及人的鼻腔、咽喉中都有），吃过的食物带入了葡萄球菌就会在剩饭剩菜里繁殖，食物放置时间越久，细菌繁殖的越多，大量繁殖后，细菌就在食物上留下了它们的代谢产物，其中就包括对人体有害的肠毒素，会导致人出现腹泻、呕吐等食物中毒症状。葡萄球菌产生的肠毒素耐热性强，可以耐受数小时的100℃高温而不被破坏，保持毒性。食物虽然经高温蒸煮但依然有毒，因此变质的食物和疑似变质的食物真的都不要吃。

值得一提的是，冰箱也不是我们通常所理解的"保险箱"，大部分细菌在10℃以下繁殖缓慢，冰箱就是利用这个原理，以低温来贮存食物。但10℃的环境只能延缓细菌的繁殖生长，不能杀灭细菌，有些细菌甚至能在4℃左右缓慢繁殖，所以食品在冰箱中保存过久也不宜食用。

隔夜菜是否会致癌

关于隔夜菜危害的另一个常见说法是隔夜/隔餐饭菜会致癌。据说"隔夜菜中含有大量亚硝酸盐……即使加热也不能吃，因为亚硝酸盐无法通过加热的方式去除，亚硝酸盐还可以和氨基酸发生降解反应，生成具有强致癌性的物质——亚硝胺。"

亚硝酸盐对人类健康的危害一直是个热门话题，上述说法的确有

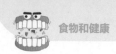

一些科学依据，长期摄入超标的亚硝酸盐确实会增加消化系统肿瘤的发生率，这点是明确的，主要的危害在于容易引发胃癌、食管癌和大肠癌。但事实上，少量的亚硝酸盐没那么可怕，因为它在日常生活中太常见了，所有的植物中都含有硝酸盐和亚硝酸盐。其含量与蔬菜种类、种植方式及收割后存储等因素有关。植物被收割之后，硝酸盐和亚硝酸的平衡被打破，更多硝酸盐转化成亚硝酸盐。一般来说，新鲜的蔬菜亚硝酸盐含量低，不新鲜的、加工过的蔬菜其亚硝酸盐含量更高一些。

亚硝酸盐多少才算高： 在国家标准中，新鲜蔬菜和肉类中的亚硝酸盐含量，蔬菜每千克不超过 4mg，肉每千克不超过 3mg。但加工过的食物就另当别论，国家标准中熟肉制品亚硝酸钠残留量要求每千克不超过 30mg，酱腌蔬菜中每千克不超过 20mg。

有人专门检测过放在冰箱的隔夜家常菜，亚硝酸盐含量为每千克 5～7mg，虽然比新鲜时高了不少，但也还是在国家规定的范围内。隔夜菜的亚硝酸盐含量与菜本身、加工方式，还有存储条件、存储时间等诸多因素有关。一般来说，低温、密封、短时间保存可最大程度降低微生物活动，也就是抑制了亚硝酸盐的产生。

对于隔夜饭菜或隔夜开水中那些精密仪器才能检测到的亚硝酸盐的微量升高，我们其实不必纠结。因为无论是否做熟，蔬菜中的亚硝酸盐在储存过程中都可能增加，甚至我们在制作加工肉类、腌制食品时还会特意往里添加亚硝酸盐。食物中的亚硝酸盐含量只要不超标，一般不会对健康产生危害。

亚硝酸盐与肿瘤： 要知道，肿瘤的发生是多因素共同作用的结果，单独说微量的亚硝酸盐致癌，显然是不科学的，但如果长期大量摄入亚硝酸盐含量高的食物，那还是要注意。不过话说回来，与其担忧自己曾经吃了很多的隔夜饭菜会不会容易得胃肠道肿瘤，还不如规规矩矩做体检，因为胃肠道肿瘤都是可以早期发现的。

总而言之，偶尔吃保存得当的隔夜饭菜没有什么可怕的危害，当然，还是应该尽量吃新鲜食物，这也是各大膳食指南推荐的。

食物的防癌与致癌

食物是防癌还是致癌？虽然吃什么不一定能防癌，但怎么吃有利于健康、吃什么容易患癌还是有讲究的。

食物防癌可信吗

在这个讲究养生的年代，"防癌食物""抗癌食物"这类说法很是流行，如"十大防癌食物""多吃××食物可以远离××恶性肿瘤"等说法在朋友间、网络上流传广泛。

如果我们上网试着搜索一下"防癌食物"四个字，会有上千万条搜索结果，再配上类似如"秋季必吃的抗癌食物""防癌抗癌食物50种""防癌食物排行榜"等标题，自然是非常吸引读者的眼球。

"防癌食物""抗癌食物"的说法这么流行，那么究竟什么是"防癌食物""抗癌食物"呢，医学上有没有这个概念呢？

其实医学教材里没有任何关于防癌、抗癌食物的内容，有的只是从植物中提取可用于肿瘤化疗的药物。所谓"抗癌食物"的宣传，典型的描述是："经科学研究发现，××食物中含有××抗癌成分"或"××食物中的××成分能够降低致癌物质浓度"。在这些宣传中，有的只是单纯介绍某种食物，有的则宣称其产品提炼了某种食物中的

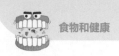

抗癌成分，经常服用可以防癌。

目前流传的这些说法，有些是凭空捏造，有些则来源于国外要么过时的，要么证据不是很充分的研究，但即使是这样的研究，结论也会被断章取义、局部放大，给人造成一种"防癌"的假象。

这些说法所引用的研究，大部分都是从某种食物中提取到某种成分，通过动物实验发现有一定的抗癌效果。但是动物实验的结果不见得能够在人类身上得到验证，这一方面与剂量相关，另一方面动物也无法完全模拟人体。

这些说法多数既不严谨，又不科学，很多都是利用了营销的方法——先营造一个看似美好的无懈可击的概念，再推销一个产品。

其实与其专注吃什么能防癌，不如纠正一些已经明确的致癌饮食习惯。已证明一些不良饮食习惯与癌症的发生有着密切的联系：食用被霉菌污染的谷物易患肝癌；长期嚼食槟榔易患口腔癌；喜吃滚烫的食物、吃东西过快的饮食习惯与食管癌发病有关等。一边继续着吸烟饮酒等不健康的生活方式，一边又热情地寻找"防癌食物"，这其实就是掩耳盗铃。

哪些食物能致癌

根据致癌程度的不同，国际癌症中心将致癌因素分为 5 类 4 级。

1 类：研究已经确定对人类有致癌作用的物质。

2A 类：在动物实验中已经有充分的致癌证据，理论上对人体有致癌作用的那些物质（致癌可能性较高的物质）。

2B 类：动物实验的致癌证据不是很充分（致癌可能性较低的物质）。

3 类：一般认为不致癌的物质。

4 类：没有充分证据证明的致癌物质。

以下为一些常见的致癌食物和饮食习惯：

霉变食物： 黄曲霉很容易在花生、玉米等种子类食物中滋生，其产生的黄曲霉毒素是一种毒性极强的剧毒物质，在 1993 年被世界卫生组织划定为 1 类致癌物。有报道称同样剂量的黄曲霉毒素的致癌力是苯并芘的 4000 倍，二甲基亚硝胺的 75 倍。黄曲霉菌是肝癌最直接的诱因之一，所以家里的食物一定要干燥保存，霉变食物务必丢弃（1 类致癌物）。

烧烤、熏制食品、油炸食品： 这类食物在加工过程中会产生苯并芘、多环芳烃、丙烯酰胺等致癌物质，尤其是烹饪环境差或烹饪方式不正确时。肉直接在高温下进行烧烤，被分解的脂肪滴在炭火上，再与肉里的蛋白质结合，就会产生苯并芘。经常食用被苯并芘污染的烧烤食品，致癌物质会在体内积累。油炸食品同样如此，若油温过高，食物烧焦，其中致癌成分的含量会大大增加。

腌制食品： 咸蛋、腌菜、咸鱼等腌制食物，加工的质量往往参差不齐，如果亚硝酸盐超标，其代谢产生的二甲基亚硝酸盐在体内可以转化为致癌物质二甲基亚硝酸铵。过多的亚硝酸盐摄入被认为是诱发胃癌和食管癌的危险因素（2A 类致癌物）。

酒精： 酒在社交、应酬中扮演着重要的角色，酗酒伤身很多人都知道，但真正意识到酒对健康危害的人却不多。

酒精的中间代谢产物——乙醛，具有强烈的毒性，能与细胞中的遗传物质结合，是公认的致癌物，甚至可诱导干细胞的 DNA 发生致癌突变。因此与饮酒相关的恶性疾病不仅包括肝癌、食管癌、胃癌，还包括血液系统肿瘤（如白血病）。

对于中国人，普遍对酒精代谢不完全，很多人饮酒之后脸会变红，俗称"上脸"，"上脸"和酒量无关，而是体内蓄积了Ⅰ类致癌物

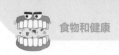

质乙醛导致的生理反应。无论是上万块的红酒、白酒，还是几块钱的啤酒，其中都含有酒精，肝脏都是先将酒精分解成乙醛，乙醛在体内蓄积越久就会带来越多损害。少量饮酒有益健康的说法是不成立的，应重新认识酒精的危害，尽量不沾酒。

高热量饮食：高脂肪、高糖、高蛋白、低膳食纤维的膳食模式被认为与直肠癌的发生有关。高脂肪、高蛋白食物能使粪便中的甲基胆蒽含量增多，对大肠癌的发生起到推波助澜的作用。另外，高脂饮食带来的另一种后果是肥胖，已经有许多研究报道超重及肥胖者的肿瘤发病率显著高于体重正常者，且肥胖还会带来心脑血管疾病、骨关节疾病等一系列问题。

不良饮食习惯：喜欢吃滚烫食物的人，其食管处于长期慢性损伤状态，增加了患食管癌的风险；喜吃生鱼片的人们易患上肝吸虫病，慢性感染肝吸虫与胆管癌发生密切相关。

某些中药：中草药并非无毒无害，一些中草药其实存在肝肾毒性和致癌性。如在马兜铃、关木通、天仙藤、青木香等某些常见中药都含有马兜铃酸这种成分，摄入体内可诱发肝癌、肾癌，最新研究表明亚洲地区肝癌高发与服用含马兜铃酸的中药、中成药密切相关。

膳食是影响癌症发病的重要因素之一，健康合理的膳食可以起到一定的预防癌症发生的作用。如果我们在日常生活中避免食用具有致癌风险的食物，的确可以降低罹患癌症的可能性，这才是科学的防癌饮食，不要将"抗癌"的希望寄托在吃某些食物、药物或保健品上。

高脂类、腌制类、烧烤类、熏制类食物虽然还不致被贴上"致癌食物"的标签，但应注意两点：首先，要控制摄入的频率和摄入的量；其次，要保证食物生产加工环节正规。发霉的花生、玉米这种含有黄曲霉毒素的食物可以认定为致癌物，另外烟草、酒精、槟榔等也已经被证明可以增加患癌风险，应果断远离。

面对漫天的致癌、防癌、抗癌信息，切忌盲目相信，对某种食物是否能防癌不应报太多期望，远离已知会致癌的食物或习惯即可。食用新鲜的食物，保持合理的膳食结构、健康的生活方式并提高对疾病的认识同样能将恶性肿瘤拒之门外。

这些生肉能放心吃吗

自从火发明以来，熟食让人类更容易吸收食物中的营养物质，对于美食，人类从未停止过探索的脚步，可能是吃腻了蒸炸炖煮，人们又开始追求极致的食材，其中就包括原汁原味的生肉。国外有三文鱼等刺身，国内也有鱼生、醉虾等传统美食。这些鲜嫩的食材味道固然好，但是又常听说吃生肉可能会感染寄生虫，这些生肉能放心吃吗？

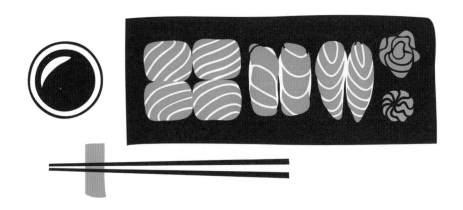

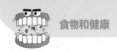

三文鱼刺身

三文鱼、鲷鱼等一些海鱼刺身非常受年轻人的欢迎，餐厅一般会直接将新鲜食材切片后配以蘸料，供食客生吃。

能安全生吃的前提：任何生食的鱼类都必须要保证没有寄生虫。因为在淡水中生活过的鱼类感染寄生虫的可能性非常大，所以淡水鱼以及曾经在淡水、半咸水里生活过的海鱼均不能生吃，这其中就包括洄游的野生三文鱼。几乎所有的野生三文鱼都寄生了异尖线虫，部分寄生了裂头绦虫，这些寄生虫能感染人体。

只有完全在海里生活的海鱼才能用来做生鱼片，但是生吃海鱼也并非绝对安全。海鱼也能被各种寄生虫寄生，有的寄生虫不能感染人体，有的能，这其中最著名的是异尖线虫。日本人异尖线虫病的发病人数位居世界首位，和日本人喜欢吃生鱼片不无关系。

理论上，人工饲养的三文鱼是可以避免寄生虫的，反而是野生三文鱼，它在吃小鱼的过程中，很可能从小鱼身上感染寄生虫。用于食品出口的三文鱼，要求用人工饲料进行喂养，从源头上切断感染的可能，理论上是安全的，可以生吃。

蘸料能消灭寄生虫吗：在吃生鱼片时，人们习惯用酱油、芥末、醋做成蘸料，或顺带喝些酒，有人认为这样就能杀死鱼肉中的寄生虫。其实，这些做法都是不靠谱的，想靠醋来杀死异尖线虫幼虫，得让幼虫在醋里泡上好几天，毕竟幼虫要有很好的抗酸能力才能通过胃液的考验寄生到人体内。

根据一些实验结果看，异尖线虫可以在食醋中存活 105 小时；在高浓度白酒中存活 24 分钟；在蒜泥汁中存活 7 小时；在生姜汁中存活 10 小时；在芥末液中存活 55 分钟。

杀死寄生虫最简单的办法是高温，也就是熟透，适用于家庭。如果要生吃的话，也有一个比较有效地杀死寄生虫的方法，那就是冷冻。为了能杀死鱼肉中的异尖线虫幼虫，欧盟规定海产品必须在零下20℃冷冻24小时才能上市，而美国食品药品管理局则建议冷冻7天或零下35℃冷冻15小时。这些政府机构并不赞成民众直接生食新鲜鱼肉，一般建议将其加热到63℃以上再食用，以免感染寄生虫。

食用生鱼片还存在另一个问题，就是可能会携带致病菌，如副溶血性弧菌，存在于深海，如加工过程、存储过程不严格，可能随食物进入人体，会引起急性食物中毒，导致腹痛、腹泻、呕吐。

因此生食三文鱼最关键的就是保证鱼肉来源的可靠性，正规、新鲜、卫生，是吃三文鱼刺身的基本要求。新鲜的三文鱼上面有一层黏液，肉很有弹性，如果三文鱼闻起来腥味特别重，说明已经不是太新鲜了。

河鲜和生肉

中国传统美食中生吃的做法也不少，有活鱼经大厨切成薄片直接吃；有将生肉在开水中涮一下即食用；有用酱料腌制河鲜、海鲜的生腌；还有把活虾、活蟹放入黄酒/白酒和调料中做成的醉虾、醉蟹。

前面提到，只要在河水里生活的鱼、虾、蟹，体内几乎不可避免地都有寄生虫，以最常见的肝吸虫为例，肝吸虫病是由华支睾吸虫寄生于人肝胆管内所引起的一种寄生虫病，与吃鱼生有着密切的关系。根据第二次全国人体重要寄生虫病现状调查结果推算，全国肝吸虫病感染人数为1249万人，在一些肝吸虫病流行高发地区，居民感染率甚至可以高达60%。人体被肝吸虫感染后一般没有什么症状，治疗与预防也不难，但危害在于慢性感染，因为多数感染者自己并不知情。

肝吸虫在幼虫阶段具有囊壁，能耐受胃酸，更不用说酒、酸醋、

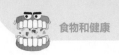

辣椒等一般调料了，囊壁的存在使各种物质均难以进入虫体。很多实验证明，囊蚴在醋中可存活 2 小时，在酱油中可活存活 5 小时。

尽管有这层囊壁，但其还是耐受不了高温。有人做过实验，在厚度约 1mm 的鱼肉片内的囊蚴，在 90℃的热水中 1 秒钟即能死亡，在 70℃的水中 6～15 秒全部死亡。在中国很多地方的饮食习惯中，常常为了追求味道"鲜美""不老"，可因温度不够、时间不足或鱼肉过厚等原因，未能杀死全部囊蚴而感染上肝吸虫病。记住，淡水鱼、虾、蟹携带寄生虫，一定要避免生吃。

猪肉、牛肉、羊肉生吃口感较差，较少有人生吃，但我国一些地区，还是存在仅将生肉用热水烫一下即食用的情况，这是感染寄生虫的高危做法。有研究者用人工感染旋毛虫的猪肉做实验表明，温度低于 70℃，肉片厚度 2.5mm，生肉烫 1 分钟，不能杀死猪肉中的旋毛虫幼虫。

总而言之，对于生食还应保持谨慎态度，只有生产、加工、存储都非常严格的食材才能生食，但是作为食客，我们要清醒地认识到，生食并不会提供更多营养。

怎么吃才能营养全面、均衡

吃什么更健康

为了家人的健康，买什么菜带回家常常是一个让人纠结的问题。卖猕猴桃的人说吃猕猴桃最健康；卖西瓜的人说吃西瓜最健康；卖青菜的人说吃青菜人长寿；卖肉的人说吃肉营养好、个子高。

其实无论是吃西餐还是吃中餐，差别在于口感和体验，从营养角度来看，这些都不是最重要的，重要的是看我们吃进去的食物的主要成分。

要掌握如何才能吃得健康，需要知道一些小知识：营养成分可以分为碳水化合物、脂肪、蛋白质三大类，其他还包括维生素、微量元素、膳食纤维等。面粉、大米、小麦还有以它们为原料加工出来的食品，都归为碳水化合物类；肉，无论是哪种动物的肉，主要成分都是蛋白质；油、能榨油的食物、肥肉等归为脂肪类。

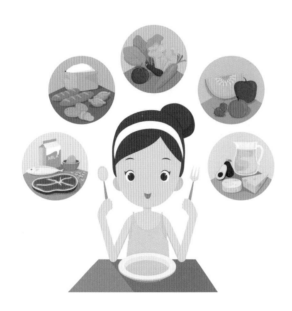

注意种类才能营养均衡

世界上没有一种足够优秀或完美的食物能够包含人体需要的全部营养素，长期吃少数几种食物存在较高的营养不全的风险。食物多样化是保证平衡膳食的关键，多种多样的食物才能满足人体的营养需要，若能够做到均衡饮食，就无须额外补充营养品或保健品。

根据《中国居民膳食指南（2016）》推荐，食物多样、谷类为主是

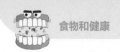
理想膳食模式：具体来说每天应摄入 12 种以上食物，每周摄入 25 种以上食物。每天摄入谷薯类食物 250～400g（5～8 两），其中全谷物和杂豆类 50～150g（1～3 两），薯类 50～100g（1～2 两），较符合中国人的饮食习惯。这样的饮食有几点好处：全谷物、薯类和杂豆的血糖生成指数远低于精制米面；增加了薯类的摄入，可改善便秘。

我们吃到嘴里的食物都是混合好的，一般人没有必要去太过精确的计算食物中的营养成分所占的比例，日常生活中大致估计其中的比例和含量比较适合大多数人。每日热量的摄入，碳水化合物占 50%～60%，脂肪占 20%～30%，蛋白质占 10%～20%，比较合理。

总而言之，合理膳食模式可降低心血管疾病、高血压、2 型糖尿病、结直肠癌、乳腺癌的发病风险。《中国居民膳食指南（2016）》对 2 岁以上所有健康人群提出 6 条核心推荐：①食物多样，谷类为主；②吃动平衡，健康体重；③多吃蔬果、奶类、大豆；④适量吃鱼、禽、蛋、瘦肉；⑤少盐少油，控糖限酒；⑥杜绝浪费，兴新食尚。

少盐、少糖和少油

关于吃盐：高盐（钠）饮食可增加高血压、食管癌和胃癌的发生风险。我国膳食指南推荐成人每天吃的食盐不超过 6g（美国膳食指南推荐每天吃的盐量大约是 3.8g）。

除了尽可能减少烹调用盐以及酱油等含盐高的调味品的用量，更要警惕藏在调味品或食品中的盐，各种腌制品（如咸菜、酱菜、咸蛋）、加工食品（如香肠、火腿、罐头食品）等含有较多的盐；一些零食，如薯条、果脯等也含有较多的盐。总之购买食品时，应适当注意食品营养标签中食盐的含量，尽量选择低盐食品。

关于吃糖：世界卫生组织建议控制添加糖（游离糖）的摄入量，

每天摄入不超过 50g，最好控制在 25g 以下。游离糖是指人类在制造食品时加入的各种糖（也包括蜂蜜和果汁中的糖），其摄入量应该限制在每天总热量的 10% 以下。成年人过多摄入含糖饮料可增加肥胖和心血管疾病的发病风险。

大多数人对于 50g 糖没有什么概念，如果换成日常食品，其实很容易超标：一罐 330ml 碳酸饮料含糖 35g，一块 100g 蛋糕含糖 3 ~ 4g，如果在一天中吃了四块蛋糕、喝了一罐碳酸饮料，那么今天的糖分摄入就已经超标了。日常生活中尤其要注意各种饮料、副食中的添加糖，它们往往是导致糖分摄入超标的"元凶"。

关于吃油：油脂摄入量过多会导致高脂血症、动脉硬化，增加肥胖和心血管疾病的发生风险；摄入过多反式脂肪酸会增加冠心病的发生风险，所以膳食指南要求每天烹调用油应该控制在 25 ~ 30ml，是普通白瓷勺 2 ~ 3 勺的样子。

对于油脂，除了应该限制摄入总量，还应注意以下几点：尽量少吃动物油，一旦食用过多，会使血液中"坏胆固醇"（即低密度脂蛋白胆固醇）增高，它很容易沉积在血管壁上，导致动脉粥样斑块形成。另外，家庭煮菜时要控制油温，油温过高和反复使用的油都含有大量致癌物质，要注意避免。

注意摄入膳食纤维

膳食纤维虽然不能被胃肠道消化吸收，也不产生能量，但被称为"第七类营养素"，和传统六大类营养素——蛋白质、脂肪、碳水化合物、维生素、矿物质与水并列。

食物中的膳食纤维和我们吃的糖、淀粉一样，也属于碳水化合物，但它们是碳水化合物中不易被人体消化的各种多糖成分。它们主

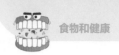
要来自植物的细胞壁，由于人体内没有能消化它们的酶，所以它们最终会被排出体外，只是"肠道过客"而已。但这些"肠道过客"对肠道和人体健康所起的作用却不小。

延缓血糖吸收： 食物中膳食纤维含量高，可延缓胃排空，降低吸收速度，降低餐后血糖。

增加饱腹感： 膳食纤维不被吸收，不产生热量，增加食物中膳食纤维的含量可降低其他肉类或碳水化合物的摄入，有利于减肥。

产生营养素： 可溶性膳食纤维在肠道内与细菌相互作用，可为人体提供短链脂肪酸。

降低胆固醇的吸收： 膳食纤维可吸附、结合胆固醇、胆汁酸，减少食物中胆固醇的吸收，对心脑血管疾病有预防作用，同时也促进胆汁的分泌、循环，因而一定程度上可预防胆结石的形成。

改善便秘： 现代人饮食过于精细，食物消化后几乎没有什么残渣，这种情况会导致结肠内不能形成足够体积的粪便，难以每天产生便意，容易形成便秘。

此外，膳食纤维可为肠道内有益菌群提供更适宜的生活环境，提高有益菌群的活性，促进其繁殖，优化肠道菌群生态。

 医生提醒

膳食纤维分为可溶性膳食纤维和不可溶性膳食纤维，两者的作用各不相同。可溶性膳食纤维在胃肠道内和淀粉等碳水化合物结合在一起，延缓后者的吸收，可以起到降低餐后血糖的作用。

不可溶性膳食纤维具有积存水分的特点，使肠道内容物保持一定的含水量，避免大便过于干结，可以起到防治便秘的作用；促进胃肠道蠕动，加快食物通过胃肠道，抑制食物成分过快、过多地吸收；可以吸附脂类食物，抑制肠道黏膜对脂类的摄取，降低血清胆固醇，预防动脉硬化，降低心脏病与胆结石的发病率。

癌症离我们有多远

随着生活水平的提高，我们吃得越来越好，寿命越来越长，肿瘤逐渐成危害人民健康的主要杀手。我国居民最常见的五大恶性肿瘤分别是肺癌、食管癌、胃癌、结直肠癌、肝癌，其中消化系统肿瘤占了四个。

肿瘤为什么好发于消化系统

先来简单了解一下肿瘤是如何发生的。细胞有自我复制和修复的功能。一般来说，正常细胞遭遇有毒有害物质有两种结果，要么细胞能自我修复抵御伤害，要么受伤过重"英勇牺牲"，被其他细胞再生代替。损伤和修复多了，总会发生一些意外情况，在正常细胞受损后，如果基因发生突变，就会有非常小的概率发展为癌细胞。虽然基因突变是小概率事件，但在人体庞大细胞数量的基础上，细胞癌变每天都在发生，只是人体还有免疫系统负责清除这些突变的细胞，但肿瘤细胞生长能力极强，两股势力的平衡被打破是常有的事。

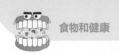

那什么是有毒有害物质呢？这可多了，而且很多还是我们日常会接触到的，如甲醛、烟草燃烧物、细菌（如幽门螺杆菌）、病毒（如乙肝病毒）、黄曲霉毒素、马兜铃酸、酒精、烧烤食物中的苯并芘、油炸食物中的丙烯酰胺等。

我们的消化系统是个半开放系统，一方面，外来的食物直接与消化道上皮细胞接触，上皮细胞容易受到各种有毒有害物质的直接损伤；另一方面，消化道要不断研磨食物，细胞更新很快，这些因素均导致消化系统发生恶性肿瘤的概率比其他系统高很多。

消化系统肿瘤与吃的关系

对于健康人群来说，要防癌，首先一定要养成并保持健康的生活方式、良好的饮食习惯。癌症作为一种受环境、生活方式、遗传等因素影响的疾病，与饮食的关系非常密切。下面我们就一起来聊一聊这个话题。

霉变与肝癌： 我国肝癌主要由病毒性肝炎、肝硬化、不洁饮食、酗酒等原因引起。肝癌有一定的家庭聚集倾向，除了要防治乙肝，还要注意饮食卫生、远离黄曲霉毒素，这是预防肝癌最基本的策略。

黄曲霉毒素被世界卫生组织国际癌症研究机构划定为1类致癌物，是一种毒性极强的物质，短时间大量摄入可导致急性中毒，长期少量摄入可诱发肝癌，有实验报道称黄曲霉毒素诱发肝癌所需最短时间仅为24周。

产生黄曲霉毒素的霉菌属于真菌，真菌的特点是无处不在且繁殖能力强，一旦有合适的条件（温度、湿度）它们的孢子立刻就能在哪怕仅有一点点营养物质的地方"生根发芽"。所谓合适的条件主要是指潮湿、温暖的环境，如南方梅雨季节空气湿度大，几乎所有的东西都可以发霉，尤其是营养丰富的谷物、坚果。

黄曲霉毒素的特点是耐热，其热稳定性非常好，温度达到280℃左右时才能裂解，常规蒸煮煎炒不会对黄曲霉毒素造成伤害，所以企图靠高温等方法去除食物中霉菌的想法是徒劳的，而且即便是把食物中所有微生物都杀死了，霉菌产生的毒素依然存在。可以这么理解，一旦食物被黄曲霉菌污染，这份食物中或多或少都会有黄曲霉毒素存在，与其花心思去除黄曲霉毒素，不如直接丢弃。

要想减少因霉菌诱发的癌症，最简单的方法就是远离霉变食物。一方面，是不吃被黄曲霉毒素污染的食物；另一方面，是要防止食物霉变。

酗酒与肝癌：酒精是诱发肝癌的"元凶"之一，酒精的代谢产物乙醛是1类致癌物，可诱发细胞突变。长期酗酒还会导致酒精性脂肪肝、酒精性肝硬化。肝硬化是肝脏反复炎症、受损后的结局，是滋生肝癌的温床。

红肉与肠癌：加工肉制品被归为1类致癌物（主要指结直肠癌），红肉被纳入2A类致癌食物（对人类致癌可能性较高）。红肉是指所有哺乳动物的肌肉，包括牛肉、猪肉、羊肉等。加工肉制品指经过盐渍、风干、发酵、熏制或其他为增加口味或改善保存而处理过的肉类。它们具有如下特点：①用盐或亚硝酸钠（或者硝酸钠、硝酸钾等）进行腌渍；②保存时间较长，可存放。如火腿、香肠、咸肉、肉干以及肉类罐头等。

既然世界卫生组织有足够证据证明加工肉制品可致癌，那么我们平时就应该尽量购买新鲜肉类、自己烹调，控制每天红肉摄入的总量，多用鱼肉等白肉代替红肉。只要不是长期、超量食用红肉，都不会对健康产生太大影响，而且加工肉制品不是导致结直肠癌的唯一因

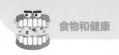

素，同样重要的还有健康的饮食、生活习惯等。

咸鱼、腌菜与胃癌：胃癌的发病原因复杂，除了与幽门螺杆菌密切相关外，胃癌可以说是典型的生活方式病，吃什么、怎么吃与胃癌的发病密切相关。

人们已知长期食用腌酸菜、咸菜、咸鱼、咸肉等盐渍食物容易诱发胃癌。这类食品中含有大量亚硝酸盐，亚硝酸盐在体内代谢成致癌性的亚硝胺和亚硝胺类物质，长期接触会增加胃癌、食管癌的发病风险。

烫食与食管癌：滚烫的食物最先接触食管黏膜，造成食管黏膜的直接损伤。食管表面有一层覆盖着鳞状上皮的细胞，当与人体体温相当（37℃）的食物吃下去的时候，不会对此细胞造成影响；40~50℃属于温热，此细胞也能接受；一旦温度超过60℃，甚至达到80~90℃，不仅会烫坏口腔黏膜，还会烫坏食管黏膜。

长期吃得过烫、过快、过粗，都是在反复灼伤/损伤食管黏膜，食管黏膜长期处于修复、再生状态，若叠加上烟酒等致癌因素的诱导，食管黏膜细胞癌变的概率就会大大增加。我国广东潮汕地区居民，喜饮高温功夫茶，因此，食管癌为当地高发病种之一。

鱼生与胆管癌：鱼生就是将新鲜打捞上来的淡水鱼、虾切片蘸调料生吃，或者将它们切成薄片，加入滚烫的粥或汤中烫一下再吃。虽然味道鲜美，但这些吃法，不能保证鱼肉彻底熟透。

自然环境中的淡水鱼虾内不可避免地会携带一些寄生虫的幼虫，肝吸虫就是其中之一。如果人吃了未熟透的鱼或虾，其中的肝吸虫幼虫就能在人体内存活，一般在十二指肠内破囊而出，几小时内便可到达胆管，它们会在胆管内产卵并分泌有毒物质，引发一系列并发症，其中就包括胆管癌。

这样掰起手指一算，我们日常的饮食习惯还真是和消化道肿瘤的发生息息相关，那么以后注意，吃得讲究、讲究地吃可以帮助我们远离消化道肿瘤。

吃得越有营养，肿瘤会长得越快吗

很多人认为得了肿瘤不能吃太好，否则癌细胞会长得更快。确实在门诊时不时会碰到一些很瘦的肿瘤患者，营养状态特别差，他们往往会说："说得了肿瘤不能吃太营养的食物，不然肿瘤一旦有了营养会长得更快"。这些患者的共同特点是平时以素食为主，很少吃肉和蛋。这是一个比较常见的误区，现在我们来讲一讲肿瘤患者的营养问题。

肿瘤是如何抢夺人体营养的

癌细胞的生命力顽强，是永生化的，可以无限复制。海拉细胞系源自一位美国黑人妇女海瑞塔·拉克斯（Henrietta Lacks）的宫颈癌细胞的细胞系，HeLa 取自患者海瑞塔·拉克斯的前两个字母。她出生于 1920 年，1951 年死于宫颈癌，科学家从她身上分离出来的癌细胞至今还活在各大实验的培养皿中，而且还能继续无限复制下去。自诞生以来到 2019 年已经 68 年了。在医学界，HeLa 细胞被广泛应用于肿瘤研究、生物实验或者细胞培养，已经成为医学研究中非常重要的工具。

癌细胞是生长失去控制的细胞，其生长力不受摄入营养多少的影响，即便人体处于营养不良的状态，癌细胞还是会抢夺人体的正常营养供给，直到人死亡前，癌细胞都在抢夺正常细胞养分。随着癌细胞不断消耗人体的营养，大多数晚期肿瘤患者会出现恶病质状态。若没

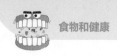
有足够的营养供给机体正常的运作，饥饿只会让患者身体消耗得更快，加速疾病恶化。

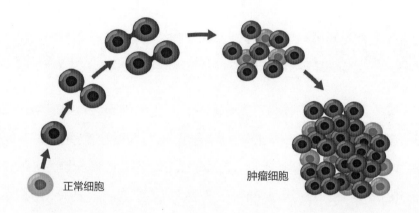

正常细胞　　　　　　　　　　肿瘤细胞

　　要"饿死"癌细胞不太可能，营养不良只会加快肿瘤打倒机体的速度。癌细胞有两种死法：首先是被手术、化疗、放疗等治疗杀死；其次是把患者体内的营养彻底消耗干净，患者死了，癌细胞才会被"饿死"。所以那些企图通过饥饿来限制肿瘤生长的做法，到头来只是害了患者自己。

　　想要"饿死"癌细胞，得堵住它的血管，这才靠谱。肿瘤能分泌许多有利于自己生长的细胞因子，其中一种比较出名的叫血管内皮生长因子（VEGF），这种物质能使组织新生血管，癌细胞不断分泌VEGF到其周围，促使周围组织新生血管，给它带来营养，为肿瘤的进一步发展"铺路"。

　　针对肿瘤的这种特性，科学家研究出了 VEGF 抗体，能中和封闭肿瘤分泌的 VEGF，让肿瘤无法新生血管，没有了新生血管，随着肿瘤的扩张，它就会逐渐把自己"饿死"，从而达到了治疗的目的。

营养不良对肿瘤患者的影响

无法耐受手术、化疗等有效治疗：在肿瘤被切除前，肿瘤已经在抢夺人体正常所需营养，所以患者会出现消瘦。营养状况差的患者在营养状态纠正之前是不宜进行手术的，这样会增加术后并发症的风险，也会相应延长患者术后住院时间。同样，化疗对人体也会产生一定打击，营养状态太差的患者也是不宜进行化疗的。

免疫功能降低，不利于康复：大量的观察结果表明，人体营养状况能影响人体的免疫功能，如营养不良的儿童胸腺萎缩（胸腺是中枢免疫器官），T 细胞的分化功能受到损害，血清免疫球蛋白合成减少。营养不良者的免疫功能低于正常人，表现为容易感染、感染后难以清除病原体，以及对癌细胞的抑制和杀伤能力下降。充足的营养维持了免疫功能的正常运作，可能是有利于肿瘤患者长期生存的原因之一。

权威的美国癌症协会认为癌症患者饮食热量至少应增加 20%，且目前无证据显示人体增加营养摄入会使癌细胞生长更快，反而有许多肿瘤患者因营养摄入充足而长期存活。在临床工作中也发现，营养状况好的患者在对治疗耐受性和预后方面都明显要好于营养状况差、消瘦的患者。

所以试图通过少吃来"饿死"癌细胞的说法是完全没有科学根据的，肿瘤患者反而需要更充足的营养支持。

盘点常见消化系统肿瘤

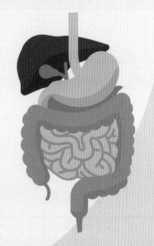

食管癌

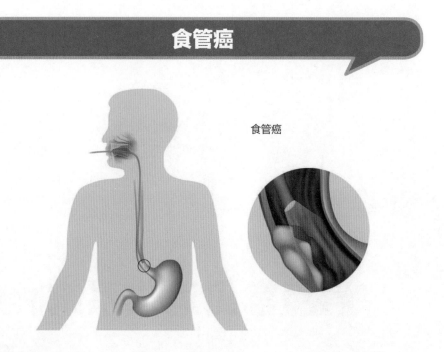

食管癌

危险因素

目前，食管癌被列为全球第六大恶性疾病，全世界每年约有 50 万人死于食管癌，而我国是食管癌的高发国，全世界约有一半以上的食管癌发生在我国。食管癌病因复杂，由基因和环境等多种因素共同导致。

饮食习惯：吃过烫的食物、喝过烫的功夫茶、吃饭狼吞虎咽、喜好饮烈性酒。

致癌物质：腌制食品，如咸鱼、咸肉、虾酱等含有亚硝酸盐，其体内代谢产物亚硝胺是致癌物质。在高发区的粮食和饮水中，亚硝胺类化合物含量显著增高。

遗传因素：人群的易感性与遗传和环境因素有关。食管癌具有比较显著的家庭聚集现象，高发地区连续三代或三代以上出现食管癌患者的家庭屡见不鲜。

癌前病变及其他疾病因素： 如 Barrett 食管、慢性食管炎症、食管黏膜损伤、食管溃疡、食管白斑等被认为是食管癌的癌前病变或癌前疾病。

营养和微量元素缺乏： 饮食中缺乏新鲜蔬菜和水果，摄入的维生素 A、维生素 B_2 和维生素 C 缺乏，是食管癌的危险因素。食物、饮水和土壤内某些微量元素含量较低，可能与食管癌的发生间接相关。

高危人群

不怕烫、烟酒茶不离手的老年男性： 食管癌是一种"吃出来的癌"，不仅和吃的食物种类有关，还和吃的习惯有关。很多食管癌患者都有类似的饮食习惯：喜欢吃烫食、热汤、热菜，爱喝热腾腾的功夫茶，常年吸烟饮酒。

长期吃得过烫、过快、过粗，都是在反复灼伤或损伤食管黏膜，导致食管黏膜长期处于修复状态，再加上烟酒等致癌因素刺激，食管黏膜细胞癌变的概率明显增加。

来自高发地区： 食管癌是一个比较有地方特色的肿瘤，华北太行山区、陕豫鄂秦岭和鄂豫皖大别山地区、闽粤赣交界地区、广东潮州地区等地是食管癌的高发区。

老家是这些地方的朋友需要注意，因为高发区的居民移居到低发区后，食管癌仍然保持相对高发，可高于当地居民 5 ~ 8 倍。

反流所致的 Barrett 食管： 正常食管是由鳞状上皮覆盖的，而 Barrett 食管指的是食管下段的鳞状上皮被柱状上皮替代的一种临床现象。Barrett 食管与食管腺癌关系密切，癌变率为 5% ~ 20%，癌变率与是否伴有异型增生关系密切，不伴异型增生的 Barrett 食管癌变率较低，伴有中到重度异型增生的 Barrett 食管癌癌变率较高。Barrett 食管的主要临床意义是其与食管腺癌的关系，对于普通人群和单纯胃食管反流病患者，并不建议常规筛查 Barrett 食管。对那些有多个危险因素的患者（年龄在 50 岁以上，长期反流性食管病、膈疝、肥胖特别是腹部肥胖者），则应该定期复查。

症状

典型症状： 进行性吞咽困难是中晚期食管癌患者最典型的症状，最初是不能顺利咽下固体食物，或用汤水冲后才能咽下；后来吞咽半流质饮食也同样受阻，最后连水和唾液也不能咽下。

一般来说，食管壁富有弹性和扩张能力，只有当约 2/3 的食管周径被癌肿浸润时，才会出现吞咽困难。如果癌肿伴有食管壁炎症、水肿、痉挛等，可加重吞咽困难，出现阻塞感的部位往往和癌肿部位符合。

其他症状

1. **异物感：** 有点像食物滞留在食管的感觉，例如患者感觉食管里总是有东西清不干净，吞不下、吐不出。

2. **疼痛：** 胸痛或背部疼痛是中晚期食管癌患者常见的症状之一，疼痛为钝痛、隐痛或烧灼痛、刺痛，可伴沉重感。胸背痛往往是肿瘤外侵累及邻近器官、神经及椎旁组织所致。

3. **吐黏液：** 食管病变引起的食管不全或完全梗阻，导致分泌物引流不畅，积于食管狭窄部位的上部，刺激食管逆蠕动后吐出。

4. **颈部、锁骨上肿块：** 这是晚期食管癌患者的常见体征，肿块会进行性增大，质硬，是远处淋巴结转移的晚期表现。

5. 声音嘶哑： 当肿瘤直接侵犯或转移灶压迫喉返神经时，患者会出现声带麻痹，导致声音嘶哑，一部分患者的声音嘶哑可因治疗有效而好转。

6. 出血： 癌组织坏死、溃破或侵及大血管会引起呕血或黑便。

如何早发现

通过自觉症状： 食管癌是少数在早期就可以出现明显症状的肿瘤，这一点有助于早期发现、早期治疗。

食管癌的主要症状是吞咽困难，其实到了这个阶段，大多已经是中期甚至晚期，治疗效果自然就比较差。

虽然大部分早期食管癌没有明显症状，只有内镜下的微小病变，但如果细心体会，还是可以发现疾病的踪迹。下面介绍一些食管癌早期的隐匿症状，如果出现这些症状，应该早期到医院进行检查。

1. 食管内异物感： 患者感觉食管内有类似米粒或蔬菜片贴附于食管壁，咽不下又吐不出来，与进食无关，即使不做吞咽动作也有异物感觉，异物感的部位与食管病变部位一致。

2. 吞咽时异物感： 吞咽食物的过程中，食物（特别是干硬食物）经过病变区可能产生一种异物感，而且固定在一个部位，患者描述像有永远咽不完的东西的感觉；因症状轻微一般呈间歇性发生，易为患者疏忽。

3. 胸骨后胀闷不适或轻微疼痛： 约半数患者诉咽下食物时胸骨后有轻微疼痛或闷胀不适，这种症状并非持续发生，而是间歇性或在劳累后快速进食时加重，吞咽粗糙硬食、热食或刺激性食物时明显，进流食疼痛较轻。也有个别人疼痛较重，呈持续性。

4. 心窝部、剑突下或上腹部饱胀和轻痛： 进固体食物时较为明显，但也并非每次都会发生而呈间歇性发作。

5. 胸部胀闷或紧缩感： 患者主诉胸前部始终有一种闷气现象，似有一物体堵塞，使胸内呈紧缩的感觉，在吞咽食物时尤为明显，常伴有咽喉部干燥感。

6. 吞食停滞或顿挫感： 有较轻的吞咽不适症状，一般能进普食，不影响健康，有时吞咽食物时有停滞感，似有在某个部位一时停滞顿挫的感觉，这情况也非持续性，在病变发展后才逐渐明显。

如果经常发生上述一种或多种症状，就应及时到医院进行检查。我们一方面要对上述这些早期症状提高警惕，另一方面不能因为偶尔发生一些类似的症状就担心是食管癌而惴惴不安。

通过定期体检： 不是所有人都可以在食管癌早期就因为体会到上述细微症状而获得早期治愈的机会，每个人感觉灵敏度不同，肿瘤的发生发展情况也不一样，因此最靠谱的方法还是定期体检，尤其是食管癌的高危人群。

如何治疗

内镜下切除治疗： 近年来，由于内镜检查和治疗技术的提高与普及应用，对于食管上皮内癌和黏膜内癌等早期癌首选内镜下切除治疗。

手术治疗： 食管癌的治疗以手术切除为主，食管癌患者确诊后会常规行钡餐和胃镜检查，明确癌肿所在食管中的分段，行胸部 CT 检查观察有无淋巴结转移等情况，确定能否进行手术切除。食管癌患者总的 5 年生存率约为 30%。早期食管癌通过手术切除获得根治，术后 5 年生存率可提高到 90% 左右。部分患者的食管癌病灶位于食管颈段，手术切除难度较大，或者食管癌发现时已经处在晚期并有远处转移，手术获益不大，这部分患者不适合手术切除。

放射治疗：放射治疗（放疗）主要用于不能接受手术治疗的食管癌患者，如高龄、上段食管癌、已发生局部侵犯的中/下段食管癌等。另外，对于癌灶较大的肿瘤，可进行术前放疗，以使癌块缩小，有利于减少术中出血，提高切除率。

化学治疗：过去食管癌的化学治疗（化疗）现状不令人满意，临床上多作为食管癌的辅助治疗方法，单独化疗效果差，多用两种或三种药物联合化疗。目前联合免疫治疗，化疗效果显著提高。

内镜介入治疗：除了胃镜下切除早期食管癌微小癌灶治疗食管癌，对于进展期食管癌不能行外科手术的患者，内镜介入治疗也是不错的选择，可根据具体病情或患者要求行单纯扩张、食管内支架放置术、内镜下癌肿消融术等缓解不能进食的症状，短期效果比手术获益更大。

预防

"冰冻三尺，非一日之寒"，食管癌的发生发展不是朝夕之事；喜食烫食、吸烟、喝烈性酒、经常吃腌菜及咸鱼等这些习惯，被认为是食管癌发生的重要影响因素。我们吃饭、喝汤、喝茶时，稍微凉一凉，味道其实也一样好，至少不会让食管受伤。

40 岁以上人群（尤其是男性），尤其是来自或生活在食管癌高发地区的人或有上述不良饮食习惯者，出现吞咽相关不适感时不可掉以轻心，应及时就医，并有计划地每 5 年左右定期去做一次胃镜检查，看看食管和胃有没有异常的不典型增生以便及时处理。

胃癌

一般来说，胃癌患者大多数为男性，平均年龄约在 52 岁。男性与女性患胃癌的比例大约为 2.3：1。近 5 年来，我国每年新发胃癌 40 万例，甚至更高，并且以中晚期胃癌为主。

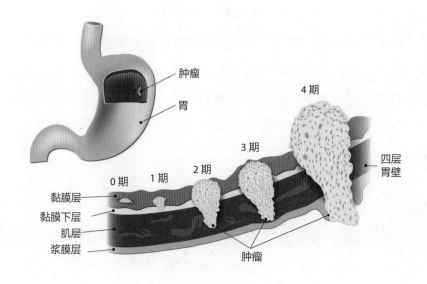

危险因素

幽门螺杆菌感染： 幽门螺杆菌感染与胃癌发生呈正相关性，感染幽门螺杆菌的人群发生胃癌的危险性是未感染人群的好几倍。幽门螺杆菌感染不仅会破坏胃黏膜的正常保护屏障，还会分泌毒素直接损伤细胞，感染后引起胃溃疡、慢性萎缩性胃炎等慢性炎症，这些都是幽门螺杆菌导致胃癌的原因。临床上胃癌的病程进展时间很长，幽门螺杆菌不是胃癌发病的唯一因素，遗传、饮食、环境因素也至关重要。

饮食、生活习惯： 高盐、高脂、低维生素饮食会增加患胃癌的风险，长期吃酸菜、泡菜以及被真菌污染的食物或油炸食品等也可导致癌变。吸烟会增加胃癌的患病风险，与肺癌一样，每日吸烟量越多、烟龄越长，风险越大。

遗传因素： 如果直系亲属或者近亲中有患胃癌的人，那么可能会增加本人患胃癌的风险。

胃病史： 胃部良性疾病，如胃溃疡、胃息肉、萎缩性胃炎、胃黏膜肠上皮化生等如果没有得到适当的治疗，随着时间的延长，会增加癌变的风险；胃部手术史、恶性贫血也会增加患癌的风险。

年龄、性别： 随着年龄的增加，癌症发病率本身就会增加，胃癌亦是如此，55 岁以上为胃癌的高发年龄。性别也是胃癌的影响因素，男性患胃癌的概率大约是女性的 2.3 倍。

高危人群

胃癌的高危人群：有肿瘤家族史，在两三代的亲属中有得过消化系统肿瘤或者其他肿瘤的人；胃溃疡、慢性萎缩性胃炎、慢性胃炎、幽门螺杆菌感染者；长期吸烟、饮酒，爱吃烫食、腌制和烧烤食物、高盐食物等不良生活习惯者。

症状

胃癌在发生的过程中因为没有什么特异的症状，所以不容易发现。即便有一些症状，可能仅是胃痛、食欲不振、腹部不适等，这些症状极易与胃炎、胃溃疡等胃病相混淆，因此难以察觉。

要想获得治疗胃癌的最佳时机，很大程度上取决于我们的重视程度和基本的防癌知识。了解胃癌可能出现的早期症状，对于胃癌防治是有帮助的。

食欲减退：食欲减退是胃癌患者较常见的症状，将近50%的胃癌患者都有明显的食欲减退或食欲不振表现，可表现为没有食欲，或是食后饱胀嗳气、厌恶肉食等。部分患者因胃蠕动变差后进食过多引起腹胀或腹痛而自行限制进食。

出血或粪便隐血试验阳性：胃癌还在早期的时候就可能有出血，但由于出血量少，患者往往难以察觉，出血量较大时可有呕血或黑便症状。少量的上消化道出血可以通过胃镜检查或者粪便隐血试验发现。

"老胃病"原有的疼痛性质和规律发生改变：80%以上的早期胃癌患者会出现上腹部疼痛，这会让部分患者以为是老胃病发作，痛一痛就过去了，既不检查，也不重视。但如果原有的胃痛性质和规律发生了改变，就需要引起患者的重视，如原来每次都是吃饱痛、晚上睡觉不痛，现在却突然晚上睡觉也在持续疼痛，这样的改变就是危险信号。长期患有胃病的患者（尤其是40~50岁男性患者），如果近期上腹部疼痛的性质和规律发生了改变，且经过2~3个月的常规治疗后仍无明显好转，均应尽早到医院进行相关检查。

以前无"胃病"的人突然出现腹部不适：这些不适症状包括胃部闷胀、食欲不振、消化不良，伴有反酸，且多没有诱因，口服药治疗效果不好，或者时好时坏，症状呈进行性加重。普通胃病往往在发病前有明显诱因，如饮酒、吃了不易消化或者刺激性食物等，如果没有明显诱因而出现上述胃部不适，应该去医院排除是否有胃癌的可能性。

不明原因消瘦：胃癌与其他肿瘤一样，可能很长一段时间内只表现为不明原因的消瘦。肿瘤在成长过程中不断和人体争夺营养，患者的体重明显下降。以往的胃病发作，对食欲、体力、体重无多大影响，而胃癌则能导致食欲不振、乏力和明显的体重减轻等。

如何早发现

胃癌是起源于胃黏膜的病变，在胃镜下就可以被发现，这就是为什么消化科医生一直强调胃镜检查的重要性。胃镜的优势在于它能发现胃黏膜最微小的变化，这些变化在 CT 或者彩超上几乎难以分辨。

如果无法耐受胃镜检查，可以按照指南建议先行血清胃蛋白酶原、胃泌素 17、幽门螺杆菌这三种无创检测，根据结果再决定是否需要复查胃镜。胃蛋白酶原、胃泌素 17 可反映胃窦部黏膜萎缩情况。建议联合检测血清胃泌素 17、胃蛋白酶原Ⅰ、胃蛋白酶原比值（PGⅠ/PGⅡ）和幽门螺杆菌抗体，可以增加评估胃黏膜萎缩范围和程度的准确性。

如何治疗

内镜治疗： 胃癌是从胃黏膜层发展而来的，随着肿瘤的生长，会浸润黏膜下层、肌层，突破浆膜层以及发生淋巴结转移和远处转移。早期胃癌局限于黏膜下层，现在的内镜治疗技术可以将肿瘤完整切除。内镜治疗具有创伤小、术后恢复快的优点，可以达到根治效果，但这一切的前提是要早期发现。若肿瘤突破了黏膜下层，就容易发生淋巴结转移，内镜下无法达到根治性切除。

手术： 目前我国胃癌发现时以中晚期居多，肿瘤如果还局限在胃，手术切除是主要的治疗方式。胃癌根治术原则是切除范围至少距离肿瘤边缘 ≥ 5cm，连同周围可能转移的淋巴结一并清除，以降低肿瘤复发、转移的可能性。要切除多大范围的胃，具体还要根据肿瘤的大小、部位、与周围组织的关系、局部淋巴结等情况确定，一部分患者可能需要把胃整个切除。

化疗：手术后化疗可以降低肿瘤复发的概率，术前辅助化疗可以降低肿瘤分期，待肿瘤缩小后再考虑手术。现在部分胃癌患者（HER2阳性胃癌）还可以使用靶向化疗药，HER2就像癌细胞表面的一个标签，靶向药物进入体内后，就会针对这些带标签的癌细胞而不针对正常的细胞。专门针对HER2的靶向药物叫曲妥珠单抗，HER2阳性的晚期胃癌患者化疗联合曲妥珠单抗（赫赛汀）可降低35%的死亡风险，生存期可提高4.2个月，总生存期可延长到16个月。

预防

有病变及时治疗：既往有慢性萎缩性胃炎伴肠上皮化生或者上皮内瘤变的患者，应遵医嘱进行相应治疗和复查，改掉不良习惯：应少吃腌制、高盐、熏制等不新鲜食物，多吃新鲜果蔬，戒烟酒。幽门螺杆菌感染伴有胃癌家族史或高危因素者，应该在医生的指导下治疗幽门螺杆菌感染。

有症状及时检查：当胃癌高危人群、"老胃病"患者出现疼痛性质、规律改变，无胃病史突然出现不能缓解的腹部不适、食欲差、消瘦等情况，若常规治疗无效，应该考虑并排除胃癌的可能性。

没有症状定期复查：建议45～50岁以上健康人群应做一次胃镜，没阳性发现或者没有高危因素者3～5年内一般可以不用复查；胃镜发现有慢性萎缩性胃炎伴有肠上皮化生或异型增生等胃癌危险因素者应结合医生建议复查。

肝癌

肝癌起病隐匿、进展迅速、有效治疗手段少，总体 5 年生存率低，有癌中之王的称号。

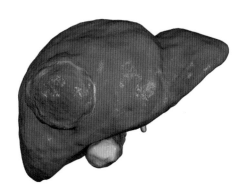

危险因素

在中国，病毒性肝炎是导致肝癌发生的重要因素，病毒性肝炎进展后的肝硬化也是肝癌滋生的温床，80% ~ 90% 的肝癌患者都有乙肝或丙肝以及肝硬化背景。一些慢性肝炎患者仅进行常规体检，抽血检查没有发现问题就以为万事大吉，其实对于他们来说，这种大规模的筛查性检查是远远不够的。

高危人群

有乙型肝炎或丙型肝炎病史：我国乙肝病毒多数是在儿童时期感染，丙肝病毒在成年后感染，但都有一个共同特点——慢性感染。病毒在肝脏内持续复制，最终导致肝脏受到长期、慢性损伤。

肝癌家族史： 如果直系亲属或兄弟姐妹既往有人患肝癌或有乙肝、肝硬化病史，本人患肝癌的风险也大大增加。

生活在肝癌高发区或食物污染： 从肝癌的地区分布特点来看，华东、华南和东北明显高于西北、西南和华北，沿海高于内地。这可能与潮湿、多雨的气候容易导致水体、食物受到黄曲霉毒素等致癌物质污染有关。

各种原因导致的肝硬化病史： 常见的是病毒性肝炎（乙肝、丙肝）导致的肝硬化，但酒精性肝病、脂肪肝一样可以发展成肝硬化。

症状

肝脏内部没有感觉神经，肝癌位于肝脏内部时，除了肝癌破裂或出血时有较为明显的疼痛感外，多数肝癌患者症状一般不明显，甚至没有症状。肝脏包膜上有神经，有的时候肿瘤长得比较大或者靠近肝包膜，包膜受到牵扯或侵犯时会产生比较明显的腹痛，与胃痛类似。

如何早发现

慢性肝病患者或许都听过"肝炎—肝硬化—肝癌"三部曲的说法，担心自己会走上肝癌的不归路，但其实肝癌的预防和早期筛查是有依据可循的。一般建议肝癌高危人群每半年进行一次肝脏相关检查。

除了常规体检，慢性病毒性肝炎或肝癌高危人群还需定期复查以下项目。

甲胎蛋白（AFP）： 甲胎蛋白是肝癌细胞产生的一种特异性蛋白，可以在血液中被检测到，目前来说仍然是最好的肝癌诊断标志物之一。如果既往有慢性肝病病史，体检发现甲胎蛋白异常升高，要警惕是否有肝癌的可能性。除妊娠、生殖系统肿瘤等因素会导致甲胎蛋白升高外，约70%的肝癌患者甲胎蛋白均会出现不同程度的升高，但也有约30%的肝癌患者甲胎蛋白是不升高的，因此单纯靠查甲胎蛋白会遗漏很大一部分肝癌患者。因此不能说甲胎蛋白正常就没有肝癌，应结合具体病史、甲胎蛋白变化趋势、影像学检查等因素综合判断。

肝脏超声： 肝脏超声是筛查肝癌的常规手段，快速简便，费用也比较低，能发现肝脏内有没有异常的结节或肿块。很多肝癌患者的肝功能是正常的，病毒也是阴性的，能早期得到治疗很大程度上归功于超声筛查发现占位性病变。定期复查肝脏超声可以明确肝脏有没有新发病灶或旧病灶有没有异常变化，另外定期复查肝脏超声还可以检测肝硬化或脂肪肝的病情变化，对肝脏疾病的治疗也有很强的指导意义。

肝功能、HBV-DNA、乙肝两对半： 这几项是慢性肝炎常规复查的指标，是肝炎治疗是否有效的关键指标，也可以作为评估肝癌风险的参考指标。

如果病情需要，还可以做增强CT、磁共振或超声造影，明确可疑的肝脏占位或结节性质。

如何治疗

因为肝癌总体治疗效果一般，故众多治疗方式并存，目前比较可靠的治疗方式包括手术切除、消融治疗、介入治疗、肝移植等。在确诊肝癌后，接着要明确患者处于肝癌的哪个阶段，因为阶段不同，患者适合的治疗方式也不同。肝癌 I 期，也就是早期肝癌患者，在治疗后的5年生存率可达到70%～80%，而晚期肝癌诊断后平均的生存时间仅为6个月。

一般而言，早期肝癌的治疗方式主要是切除手术或者消融治疗。肝切除术属于根治性治疗方式，将肿瘤完整切除，但对于肝功能要求较高。

如果肝硬化严重、肝功能差，无法进行手术切除或者消融治疗时可考虑进行肝移植。肝移植是一种根治手段，但存在供肝资源紧张、费用高等问题。肝外转移是肝移植的禁忌。一些靶向药物虽有一定疗效，但总体效果有限。

手术切除：是肝癌治疗的最传统方式，对于早中期肝癌常规推荐手术治疗，对于一般情况良好，无明显心、肺、肾等重要脏器器质性病变，肝功能正常，仅有轻度损害或肝储备功能基本在正常范围以内的患者，建议进行手术治疗。

消融治疗：消融治疗是利用微波在局部产生高温，直接烫死肿瘤，达到治疗效果（在探针局部最高温度可达95℃以上，但对周围肝组织影响很小），同时高热能使肿瘤周围的血管组织凝固，形成一个隔离带，使血管不能向肿瘤供血，可以防止肿瘤转移，适合治疗直径在3～5cm的肿瘤。

这种方法可以用于治疗原发性肝癌和转移性肝癌，但不是所有肝脏肿瘤都适合消融治疗，这需要经过医生的评估和确认，如果肿瘤太多（如超过5个以上）或太大，可能就不适合；即便勉强进行手术，效果也欠佳。

介入治疗：肝癌的介入治疗一般可分为灌注化疗和栓塞治疗。灌注化疗指的是用动脉导管经过外周血管到达给肿瘤供血的血管，把药物直接注射到肿瘤组织，这样可以提高肿瘤组织内的药物浓度，从而起到杀死肿瘤的目的。栓塞治疗则把导管送达肿瘤的供血血管后，注射栓塞剂，阻塞肿瘤的供血，使肿瘤组织因缺血而坏死。临床上有时候会将两种方法联合使用，以期达到最佳的治疗效果。

肝癌的介入治疗属于微创治疗，可反复多次进行，适用于肿瘤偏晚期、肿瘤多发、肝功能差的患者。

肝移植：肝移植是治疗终末期肝病的唯一手段，符合米兰标准的肿瘤移植效果满意，5 年生存率达到 70%～80%，还能够彻底解决肝硬化和慢性肝炎等问题。

目前肝移植手术、抗排斥治疗已经很成熟，比较困难的是找到合适的肝源。

预防

规范治疗：以乙肝治疗为例，慢性乙型肝炎抗病毒治疗的根本目的在于持久抑制乙肝病毒的复制，延缓疾病的进展，减少甚至避免肝硬化和肝癌及其并发症的发生。患者应该在正规医院进行规范诊疗，先评估病情，再根据病情进行相应的治疗或复查。

食物防霉：黄曲霉毒素是 1 类致癌物，在潮湿温暖的条件下，容易在花生、玉米等谷物、坚果上产生。食物防霉可以说是预防肝癌的最直接、有效的方法，无论是否是肝癌的高危人群，都应该把好食物采购关、储存关、加工关，避免不必要的肝癌风险。

戒烟戒酒：燃烧的烟草中含有大量致癌物质，不仅是针对肺癌而言，这些致癌物质一样会通过血液循环进入体内，增加肝癌的发生概率。肝炎患者要戒酒，因为酒精在肝脏代谢过程中或多或少会对肝脏造成损伤。

避免过劳：如今加班熬夜、奔波打拼的人越来越多，但是病毒性肝炎患者要认识到过劳，尤其是熬夜会改变身体的免疫状态，一方面使得肝炎病毒有机会大肆复制，另一方面身体免疫细胞对肿瘤细胞的杀伤和监视能力减弱，这些都是过劳导致肝癌早发的重要因素。病毒性肝炎朋友除了定期体检或规范治疗外，还要养成良好的生活习惯，平衡工作与生活。

定期体检：有乙肝、肝硬化、肝癌家族史等高危因素者至少每年查一次甲胎蛋白、肝脏超声、肝功能，必要时可行磁共振检查。

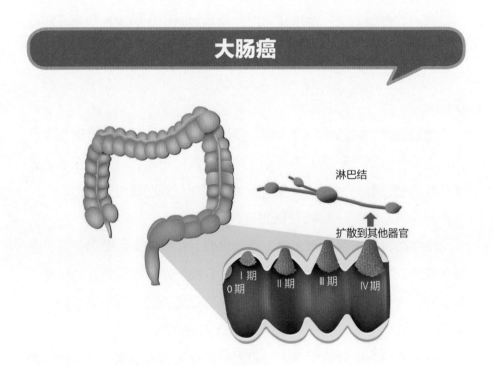

危险因素与高危人群

据 2015 年国家癌症中心数据显示，我国每年有 24.9 万例新发大肠癌病例，19.1 万人死于大肠癌。大肠癌的病因并不明确，有大肠癌高危因素的人群应进行相对精准的预防。

年龄与性别：流行病学调查数据显示，年轻的大肠癌患者中以男性患者为多，其发病率随着年龄增大而逐步上升，我国以 40～50 岁发病率最高，比国外提早 10 ~ 15 岁。"发病早"是我国大肠癌的主要特点。因此，年龄超过 50 岁即使没有症状也应该去做一次肠镜。

家族史： 大肠癌患者家族成员患病率比一般人群高 3 ~ 4 倍。因此，仔细了解家人的病史是评估自己患病危险性的重要一环。如果家里有血缘关系的亲属患有大肠癌等疾病，本人应比一般人更注意大肠癌的筛查。

日常饮食习惯： 结直肠癌的危险性与红肉、高胆固醇的摄入关系密切，常吃油炸、烟熏、腌晒及盐渍食品的人群发生大肠癌的风险较高。这是因为油炸、烟熏食品中含有多种杂环类化合物，腌晒及盐渍食品中含有较多的亚硝胺类，它们可诱发肠道黏膜细胞癌变。

基础疾病： 患有肠息肉、慢性溃疡性结肠炎、高脂血症、糖尿病的患者日后患大肠癌的危险性比健康人高许多。除了本身的专科检查，不应忽略肠镜这一相关检查。

其他： 有资料报道肿瘤的发生与精神心理因素有关，不能自我调节情绪、人际关系差、工作失意、婚姻不和谐等可影响机体免疫系统正常监视肿瘤细胞的功能，间接地提高了肿瘤的发病风险。

症状

大便习惯改变： 主要是排便次数的改变，包括腹泻、便秘、腹泻便秘交替、排便不尽感、排便困难等。

大便形状改变： 直肠、肛管肿瘤体积增大到一定程度时，常使大便外形发生变化，表现为大便变细、变形等。

便血： 便血是大肠癌最常见的临床表现，绝大多数患者大肠癌合并出血时，都不是单纯的血便，而是表现为脓血便和黏液血便。

腹痛： 大肠癌发生腹痛与肿瘤坏死后的炎症和侵犯肠壁有关，一

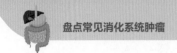

般的腹痛容易缓解，大肠癌的腹痛常表现为持续的闷痛或钝痛。

消瘦：和其他肿瘤一样，消瘦是大肠癌中晚期常伴随的症状。

肠梗阻：肿瘤在肠壁上向腔内生长，一方面肿瘤占据肠腔内空间，另一方面肿瘤侵犯肠壁，使得原本有弹性的肠道变得僵硬，导致肠道容易阻塞，最终可能因为粪便干结导致肠梗阻。

如何早发现

知道大肠癌的早期预警症状，能帮助我们尽早发现可能存在的问题。如果出现过以下问题，更应该及时去做肠镜检查以排除大肠癌。

1. 不明原因的大便习惯改变。

2. 便血（黏液血便、暗红色血便、血液与粪便混合）。

3. 不明原因的腹痛（尤其是夜间疼痛）。

4. 不明原因的贫血（大肠癌或大肠息肉表面有坏死导致出血，但出血量往往不大，病程较长，表现为贫血）。

5. 不明原因的体重降低、乏力。

如何治疗

大肠癌总体治疗效果比过去已经有了大幅度提高，即使出现肝转移，部分患者还是有治愈的机会。

手术切除：手术切除是大肠癌的有效治疗手段，对于癌肿尚局限于肠壁内的患者来说，切除病变肠段及其淋巴引流区，可以达到根治的目的。对于癌肿已穿透肠壁或已伴区域淋巴结转移的患者来说，按照根治手术切除的要求和范围有可能取得根治的效果，但也有可能残留肉眼看不到的微转移灶，对这类病变，单纯手术切除是不够的，必须加强手术前后的综合治疗。对于原发癌肿尚能切除，但已有远处转移的患者，如转移病变为单发，则视患者情况可一期或分期切除转移灶；如转移灶为多发，则应在专科医生建议结合实际情况进行综合治疗。目前我国已广泛开展腹腔镜下微创手术，如果顺利，一般术后第 2 天可下地活动，术后 4 ~ 7 天可以出院。

化疗：手术后通过辅助化疗，可以明显提高术后生存率。大肠癌有比较满意的化疗方案和靶向药物可以用，有时候肿瘤较大或者局部淋巴结有转移的患者，为了提高手术治愈率、减少切除范围，医生通常会建议患者先行放化疗治疗，这样可以缩小肿瘤或者降低分期，有利于手术切除。

放疗：直肠癌的位置固定，局部放疗效果好，放疗后肿瘤缩小，可以提高保肛率，甚至有放疗后完全找不到癌细胞的例子，但一般还是会在放疗之后做手术切除以保证安全。

预防

注意改变高脂肪、高蛋白质、低膳食纤维的饮食习惯，多运动、控制体重、戒烟酒；定期体检，尽可能早地发现大肠腺瘤等癌前病变，通过积极干预（内镜下摘除）阻断癌变过程。

胰腺肿瘤

胰腺癌是恶性程度最高的肿瘤之一，它常常在不知不觉中发生，早期表现是上腹部不舒服，之后发展非常迅速，绝大多数一经确诊已属晚期。

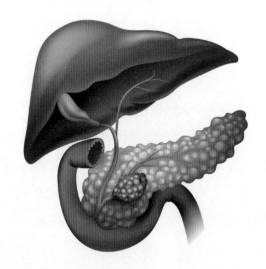

　　胰腺癌难以早期确诊的原因包括：首先，胰腺癌的早期临床表现与普通消化系统疾病相似，容易被医生和患者忽略；其次，至今还找不到对于胰腺癌敏感特异的肿瘤标志物；最后，无法通过类似胃镜、肠镜的方法直接观察胰腺癌的癌前病变。

高危人群

　　目前医学界公认的胰腺癌高危人群如下。

　　1. 年龄＞40岁，有上腹部不适，排除了常见的胃肠肝胆疾病，采用常规治疗方法效果不好者。

　　2. 有胰腺癌家族史者。

　　3. 突发糖尿病者，特别是不典型糖尿病者。

　　4. 慢性胰腺炎在少数患者中是一个重要的癌前病变，特别是慢性家族性胰腺炎和慢性钙化性胰腺炎。

　　5. 患有家族性腺瘤息肉病者。

　　6. 长期吸烟、大量饮酒以及长期接触有害化学物质者。

症状

胰腺癌早期症状隐匿，表现没有特异性，所以很多人容易被误诊为胃病。胰腺癌的症状主要有三方面：首先是消化不良、厌食、消瘦；其次是左上腹隐痛或腰背部疼痛；最后是黄疸。这些症状没有特异性，在其他消化系统疾病中也有可能出现，所以很容易与胆囊炎、肝炎等混淆。

腹痛：腹痛是胰腺癌最常见的症状，很多患者以腹痛前来就诊，一般引起腹痛的因素有以下几种：①当肿瘤发生在胰胆管出口处时患者会出现阵发性上腹部疼痛；②当肿瘤压迫胆道、胰管引起高压时，患者会出现钝痛，一般饭后加重，几小时后缓解；③胰腺的神经支配较丰富，若肿瘤浸润及压迫这些神经就可致腰背痛，且程度剧烈，患者常彻夜取坐位或弓背侧卧，此时多属晚期表现。

黄疸：无痛性黄疸是胰头癌最突出的症状，约占30%。由于胰腺癌有围管浸润的生物学特性，黄疸可早期出现，但不是早期症状，大便的颜色随着黄疸加重而变淡，最终呈陶土色，小便颜色则越来越黄。不少患者可因梗阻性黄疸而出现皮肤瘙痒。

消化道症状：多数患者会出现食欲减退、厌油腻食物、恶心、呕吐、消化不良等症状。

消瘦与乏力：主要是由于食量减少、消化不良和肿瘤消耗所致。

如果发现上述症状或新发糖尿病，应高度警惕胰腺癌的可能，尽早去医院接受进一步检查。

如何早发现

目前对于胰腺癌还没有特别好的早期发现的方法，主要靠自身健康意识的提高和体检发现。虽然说腹部影像学检查（CT、磁共振、彩超）能提高胰腺癌的检出率，但都存在一定不足。对于一些高危人群可进行腹部超声检查加抽血查肿瘤标志物（如 CA19-9 等）。如果发现肿瘤标志物 CA19-9 升高或者 B 超检查有异常，就要进一步做 CT 或磁共振检查，或行超声内镜检查；当诊断及鉴别诊断有困难时，可做 PET-CT 等检查来明确。

如何治疗

目前各种治疗手段对于胰腺癌的效果都不明显，主要是由于大部分胰腺癌患者发现时已偏晚期。有报道称胰腺癌术后五年存活率非常低，不到 5%。

手术治疗：包括胰十二指肠切除术、胰体尾切除术及全胰切除术等。由于胰腺癌早期缺乏明显症状，大多数患者确诊时已失去进行根治性手术的机会，此时可以考虑姑息治疗。

化疗：化疗的目的是延长生存期、改善生活质量及提高手术等其他治疗的效果，包括手术后的辅助化疗以及晚期患者的姑息化疗。但是对于晚期肿瘤患者，单纯药物治疗的中位生存时间只有 6 个多月。另外，针对胰腺癌的靶向药物治疗正在积极研究中，但在临床应用的效果甚微。

放疗：可以用于不可手术的局部进展期胰腺癌的综合治疗、术后肿瘤残存或复发病例的综合治疗，以及晚期胰腺癌的姑息治疗。放射性粒子植入也属于放疗的一种特殊方式，其治疗效果比传统放疗更好一些。

生物疗法：生物疗法包括细胞因子治疗、生物反应调节剂、细胞过继免疫治疗、肿瘤疫苗、基因治疗等。

微创介入及消融治疗：包括血管性介入治疗和超声聚焦、氩氦刀等消融治疗方法。近年来通过无创或微创治疗，使肿瘤组织在短时间内发生大范围坏死，快速缓解症状及减少肿瘤负荷，可以有效延长患者的生存时间。

内镜：由于胰腺癌到晚期会阻塞胆汁排出，造成阻塞性黄疸，出现严重并发症，此时可以在内镜下放置支架疏通胆管，达到减轻黄疸、提高生活质量的目的。

预防

尽管胰腺癌的发病率并不算高，但积极的预防策略仍有意义。首先，吸烟是公认的胰腺癌危险因素，任何时刻戒烟都不算晚。其次，胰腺癌的发生与膳食结构、饮食习惯和营养成分密切相关。高蛋白、高胆固醇型饮食可促进胰腺癌的发生，营养过度可能会增加胰腺癌患病风险。为避免或减少胰腺癌发生应做到低脂肪、低蛋白质、高膳食纤维和高维生素饮食，多吃新鲜水果和蔬菜。同时，生活要有规律，注意劳逸结合，加强体育锻炼，提高机体的抵抗力。

此外，慢性胰腺炎中约有 1/3 可能向胰腺癌转化；家族疾病史某些典型的遗传性癌症综合征也可能与胰腺癌的发生相关。很多医生建议，对年龄＞40岁、吸烟、有大量饮酒史的人，如果出现上腹部非特异性不适并且持续不缓解，应高度警惕胰腺癌。

及时发现肿瘤的"武器"

早期发现消化系统似乎有点难，但医学发展到现在，已经有了不少好方法，这些方法相辅相成，使预防及早期诊断消化系统肿瘤成为可能。

常规武器一：内镜

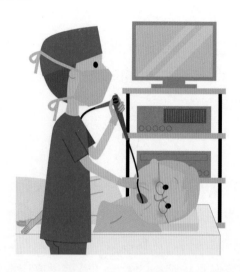

　　内镜是消化科检查的法宝，最常规的两大武器是胃镜和肠镜，在此基础上还衍生出了超声内镜、小肠镜、胶囊内镜等特殊检查方法。内镜之所以是消化科必备武器，一方面是因为消化道最容易病变的位置在黏膜面；另一方面是口腔、肛门这一上一下两个天然开口，为深入病变部分进行检查提供了便利。

　　胃镜：胃镜检查借助一条纤细、柔软的管子伸入患者的体内，医生可以直接观察食管、胃和十二指肠的病变，更可通过对可疑病变部位进行病理活检及细胞学检查以进一步明确诊断，是上消化道病变的首选检查方法。

　　肠镜：和胃镜类似，肠镜是医生用来检查患者大肠及结肠内部病变的方式。结肠镜是一支细长可弯曲的仪器，直径大约 1cm，结肠镜通过肛门进入直肠，直到大肠，可让医生观察到结肠和大肠的内部情况，可以诊断、活检及治疗。

　　超声内镜：是一项将超声技术与内镜技术结合起来的新型检查

手段，在内镜的基础上，在镜头前方加上一个超声探头，相当于深入体内进行超声检查，可以精确评估肿瘤浸润消化道的深度、判断肿瘤与周围组织的关系、测量出消化道外异常肿大淋巴结，一般用于术前检查、判断，对肿瘤的分期、切除可能的判断、预后的估计有重要价值。

常规武器二：腹部超声

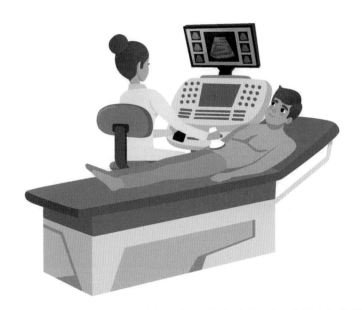

超声波由探头产生、发射出去，进入人体后，根据人体器官组织声学性质上的差异，有一部分超声波被反射回来，再由探头接收后经计算机处理，以波形、曲线或图像的形式显示和描记出来，超声医生根据图像的特征对生理、病理情况作出判别、诊断。随着技术的进步，超声图像的质量得到了大幅度提高，可以实时动态地检查腹腔内各个脏器的结构及病变情况。

超声检查的优点：超声检查可以连贯地、动态地观察脏器的运动和功能，可以追踪病变、显示立体变化。超声对实质性器官（肝、胰、脾、肾等）以外的脏器，还能结合多普勒技术监测血液流量、方向，从而辨别脏器的受损性质与程度。超声设备易于移动，没有创伤，对于行动不便的患者可在床边进行检查、诊断。超声检查的费用较低，经常被用于健康查体。超声对人体没有辐射，对于孕妇等特殊人群有独特的优势。

超声检查的缺点： 超声无法检查肠道等空腔器官，这是由于肠道内有空气干扰，这也是超声检查一般都要求被检查者空腹的原因。另外，超声检查受到检查者水平和主观因素影响比较大，对于同一位患者，不同检查者可能会有不同的诊断。

彩超在腹腔脏器检查中的作用： 腹部彩超主要应用于腹腔内实质性器官的检查，如肝、胆、胰腺、脾，还包括肾和输尿管。彩超没办法对胃和肠进行检查，因为胃肠道里充满了空气（超声检查的探头没办法检查这种含有很多气体的脏器）。为了尽量减少肠道内气体的干扰，腹部超声检查一般要求被检查者检查前不吃东西，因为吃东西会增加肠道内气体含量，干扰检查。

腹部彩超对于腹腔内良恶性病变的鉴别有一定的辅助诊断价值。对于肝硬化患者，腹部彩超可从肝内各种血管管腔大小、内流速快慢、方向及侧支循环的建立方面作出较佳的判断。对于普通 B 超难以区分的结节性硬化、弥漫性肝癌，可利用高频探查、血流频谱探查作出鉴别诊断。

常规武器三：CT、MRI

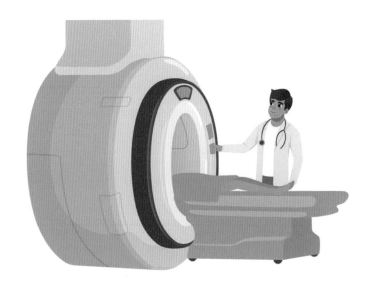

　　CT 在消化系统疾病中的应用十分广泛，可以对几乎所有腹腔内的器官进行检查，包括肝、胆、胰、脾、腹膜腔、腹膜后间隙以及泌尿和生殖系统的疾病诊断，尤其是占位性病变、炎症性和外伤性病变等。对于胃肠病变向腔外侵犯以及邻近和远处转移等，CT 检查有很大价值，比如腹部恶性肿瘤在手术前要先做一个 CT 进行术前判断，明确肿瘤是否发生腹腔淋巴结转移、是否有肝脏转移、是否有周围组织器官的侵犯，术后还可以定期复查 CT 观察肿瘤是否有复发，因此 CT 对于腹部恶性肿瘤的分期和复查具有难以取代的作用。

　　MRI 对全身各系统疾病的诊断，尤其是早期肿瘤的诊断有很大的价值。另外，由于 MRI 是磁场成像，没有放射性。MRI 可以帮助医生发现早期病变，对脑、甲状腺、肝、胆、脾、肾、胰、肾上腺、子宫、卵巢、前列腺等实质器官以及心脏和大血管有绝佳的诊断功能。此外，MRI 还可以发现早期肿瘤。